良性肺脏疾病
快速现场评价组学图谱

主 编 冯 靖 靳 芳 植丽佳

副主编 万南生 王 杰 谢 巍
　　　　田 羽 句仁华

科学技术文献出版社

SCIENTIFIC AND TECHNICAL DOCUMENTATION PRESS

·北京·

图书在版编目（CIP）数据

良性肺脏疾病快速现场评价组学图谱 / 冯靖, 靳芳, 植丽佳主编. -- 北京：科学技术文献出版社, 2024. 7. -- ISBN 978-7-5235-1414-6

Ⅰ. R563.04-64

中国国家版本馆 CIP 数据核字第 202497ZP17 号

良性肺脏疾病快速现场评价组学图谱

策划编辑：帅莎莎	责任编辑：帅莎莎	责任校对：张永霞	责任出版：张志平

出　版　者　科学技术文献出版社

地　　　址　北京市复兴路15号　邮编　100038

编　务　部　（010）58882938，58882087（传真）

发　行　部　（010）58882868，58882870（传真）

邮　购　部　（010）58882873

官 方 网 址　www.stdp.com.cn

发　行　者　科学技术文献出版社发行　全国各地新华书店经销

印　刷　者　北京地大彩印有限公司

版　　　次　2024 年 7 月第 1 版　2024 年 7 月第 1 次印刷

开　　　本　787×1092　1/12

字　　　数　271千

印　　　张　14.5

书　　　号　ISBN 978-7-5235-1414-6

定　　　价　168.00元

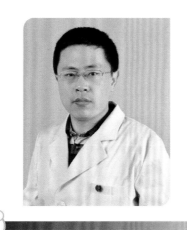

冯 靖

主任医师、教授、博士研究生导师，天津医科大学总医院副院长、天津医科大学总医院呼吸与危重症医学科科室主任、呼吸科博士后工作站负责人，兼任天津医科大学总医院空港医院呼吸与危重症医学科科室主任。主持国家自然科学基金6项，以第一作者或通讯作者在*NEJM*、*Brain*、*Behavioral Sciences*、*Immunity*等杂志发表SCI收录论文70余篇。

构建了介入肺脏病快速现场评价学的理论和技术体系，是业内公认的现代快速现场评价学的奠基人和积极倡导者。主持编写了《诊断性介入肺脏病学快速现场评价临床实施指南》和《依据〈诊断性介入肺脏病学快速现场评价临床实施指南〉的报告模板》。同时，通过发表《基于快速现场评价的诊断性介入肺脏病学标准取材技术》《基于快速现场评价的常规经支气管针吸活检技术》等文章规范了快速现场评价相关的介入肺脏病取材技术。在施普林格出版集团出版并全球发行ROSE专著

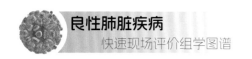
4部：*Rapid On-Site Evaluation (ROSE) in Diagnostic Interventional Pulmonology-Volume 1: Infectious Diseases*、*Rapid On-Site Evaluation (ROSE) in Diagnostic Interventional Pulmonology-Volume 2: Interstitial Lung Diseases*、*Rapid On-Site Evaluation (ROSE) in Diagnostic Interventional Pulmonology-Volume 3: Neoplastic Diseases*、*Rapid On-Site Evaluation (ROSE) in Diagnostic Interventional Pulmonology-Volume 4: Metagenomic Sequencing Application in Difficult Cases of Infectious Diseases*。将胸部影像学、宏基因组第二代测序和介入呼吸病快速现场评价结合起来，以探究肺部疑难与危重感染，发表了相关方面SCI收录论文17篇。

研发了介入肺脏病快速现场评价学的多种专用耗材和多项延伸应用技术。专用耗材包括一种鳄齿型活体取样钳（EBUS TBNB涂层带鞘短基座专用活检钳）、一种一次性使用细胞刷（超细针刷）、防污染细胞刷、一次性使用内窥镜活体取样针等，这些耗材均具有国家新型实用专利。基于快速现场评价学，术者可以现场将诊断和治疗同步起来，由此可以开展多项快速现场评价延伸应用技术。参与撰写的这些技术相关的文章相继发表，包括《经支气管镜喷注药物治疗肺移植与造血干细胞移植受者肺部霉菌病专家共识》《气管内超声引导建隧活检术及规范操作要点》《导向注药套管经鼻悬吊留置伴或不伴锚定治疗肺部霉菌病的操作流程》《气管内超声引导纵隔肿瘤激光多点消融操作流程》等。这些技术极大地丰富了快速现场评价学的内涵。

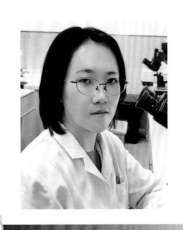

靳 芳

　　天津医科大学总医院呼吸内科病理医师。2017年毕业于天津医科大学，获得医学硕士学位（病理学方向），同年入职天津医科大学总医院呼吸与危重症医学科，长期从事肺脏病介入诊疗快速现场评估工作和教学任务。作为副主编参与编写介入肺脏病快速现场评价学的理论专著1部。

主编简介

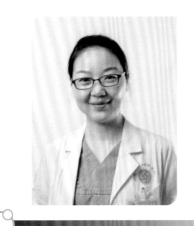

植丽佳

    医学硕士（呼吸危重症方向），成都中医药大学附属医院重症医学科主治医师，医疗组长。四川省中医药学会重症医学专业委员会委员兼秘书，世界呼吸内镜协会会员。先后于重庆医科大学附属医院、应急总医院、天津医科大学总医院及上海胸科医院进修学习重症呼吸介入诊断治疗技术。

    长期从事呼吸系统疾病及急危重症临床一线工作，熟练掌握肺部影像（含肺结节）的判读、支气管镜介入技术及重症相关临床技能。在重症肺炎、间质性肺疾病、肺栓塞、呼吸衰竭、疑难危重症的多系统感染、急性心力衰竭、急性肾损伤、各种类型休克及多器官功能障碍综合征等疾病诊治上有着丰富的临床经验。

前　言

在介入肺脏病学操作中，快速现场评价（rapid on site evaluation，ROSE）是一项伴随取材过程的实时快速细胞学判读技术。多数情况下，ROSE是作为组学出现的。ROSE组学分析基于其完整性，而多个细胞（即细胞群）之间的空间构成关系是细胞组学的重要部分。作为立体组织的二维细胞学平铺，借助"定位细胞"，ROSE能部分还原靶部位活检标本或针吸标本的细胞群三维构成。ROSE判读所得的细胞形态、背景及细胞群三维构象即ROSE的细胞组学。全书共三章：第一章简明介绍了支气管与肺部细胞的形态学特征，对应配图，实用且便于读者学习；第二章分别介绍了良性肺脏疾病中的ROSE组学分型，可以从ROSE的细胞群构象及细胞背景中判读病灶性质或确认部分可见病原，内容丰富，收录了大量ROSE组学分型的经典彩色细胞学图片，便于读者全面细致地掌握分型特征；第三章总结了ROSE组学中常见的现象。全书图片均来自天津医科大学总医院呼吸与危重症医学科细胞学室的ROSE细胞学图库。未标注放大倍数和染色方法的图片均为1000倍、迪夫快速染色法。本书具有较强的系统性、知识性、可读性，可供临床医师、病理医师及检验医师阅读参考。

目 录

第一章

简明支气管与肺部细胞形态学判读

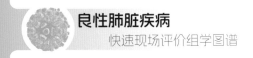

第一章　简明支气管与肺部细胞形态学判读

第一节　气道与肺固有细胞

　　近端支气管导气部的固有细胞包括纤毛细胞、刷细胞、杯状细胞、基底细胞、神经内分泌细胞；终末支气管（细支气管）导气部的固有细胞包括纤毛细胞、无毛细胞；肺组织（呼吸部）的固有细胞包括Ⅱ型肺泡上皮细胞、Ⅰ型肺泡上皮细胞。

一、纤毛细胞（ciliated cell）

　　细胞于近端气道呈柱形，细胞核位于尾部；于远端气道呈立方形，细胞核位于中部。细胞尾端胞体逐渐变细，头端有扁平终板，终板上附有粉染纤毛（图 1-1）。

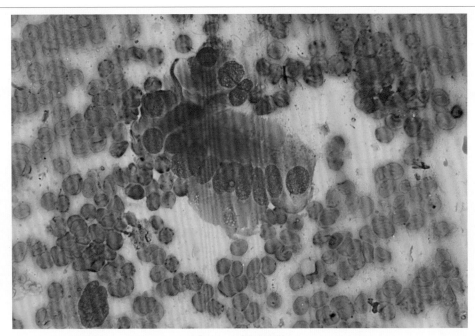

图 1-1　纤毛细胞

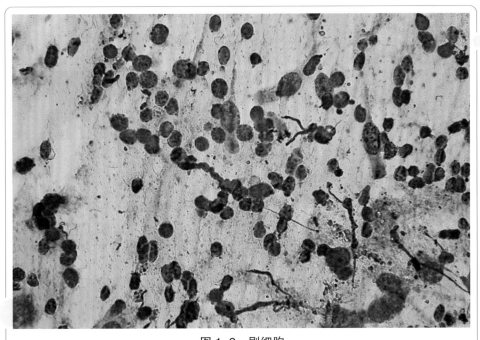

图 1-2　刷细胞

二、刷细胞［含无毛单纯小梭形上皮细胞（brush cell）］

细胞于近端气道呈柱形，细胞核位于尾部；于远端气道呈立方形，细胞核位于中部。细胞尾端胞体逐渐变细，头端有扁平终板。与纤毛细胞不同之处在于，其终板上无粉染纤毛，而附有排列整齐的短细微绒毛；也有假复层纤毛柱状上皮结构中无毛单纯小梭形（两端都逐渐变细）的刷细胞（图 1-2）。

三、杯状细胞（goblet cell）

细胞有极性，细胞核长轴与细胞长轴垂直，细胞底部狭窄，细胞核位于狭窄底部一侧，细胞顶部膨大，多为空泡状胞质，形似高脚酒杯（图 1-3）。

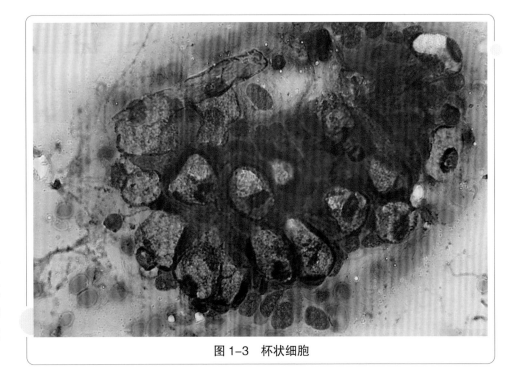

图 1-3　杯状细胞

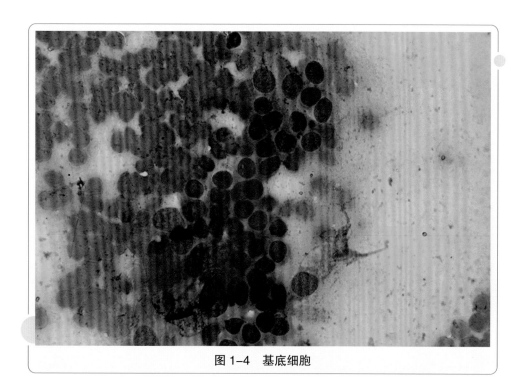

图 1-4 基底细胞

四、基底细胞［又称储备细胞（basal cell）］

体积小，细胞核直径与红细胞直径类似，呈锥形或立方形，自深在向表层核质比逐渐变小，胞质逐渐增多，胞质嗜氰，但整体核质比偏大，细胞间形成结构，成组成片出现，席纹状排列；属于多向干细胞，分化补充其他各类上皮细胞（图 1-4）。

五、神经内分泌细胞（又称小颗粒细胞）（neuroendocrine cell）

少见，呈柱形或立方形，胞质丰富，整体核质比小，胞质中可见粗大的分泌颗粒，不借助免疫细胞化学的情况下与巨噬细胞或 Ⅱ 型肺泡上皮细胞很难区分。

六、Clara细胞

细胞核直径约为红细胞直径的 1.2 ~ 1.5 倍；部分细胞核于疾病状态下进一步增大，但总体核质比和形态学仍提示为非恶性细胞；细胞核染色质细腻，总体浅染，部分于疾病状态下染色加深，也有部分细胞染色质略粗大；细胞膜菲薄，不完整，甚至不可见；有确切胞质，但不多，呈灰蓝色或灰色，故有时细胞核位于无细胞膜的胞质正中，细胞无极性；亦有无胞质者，此时须与激活淋巴细胞鉴别（图 1-5）。

无毛细胞（有浆无毛细胞）（Feng's cell）：无毛细胞主要是 Clara 细胞，其他还有细支气管神经内分泌细胞（极少）和多种类型细支气管上皮细胞（如远端气道基底细胞、小血管内皮细胞）。这些细胞的共同特点是有浆无毛，可统称为远端/终末细支气管上皮细胞，也可统称为远端气道上皮细胞（图 1-6）。

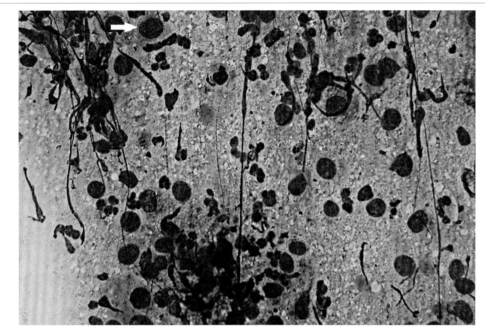

图 1-5　Clara 细胞（箭头示）

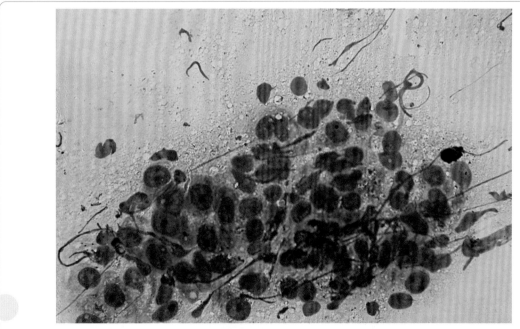

图 1-6　远端气道上皮细胞

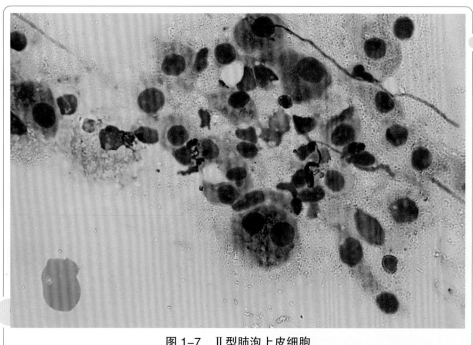

图 1-7　Ⅱ型肺泡上皮细胞

七、Ⅱ型肺泡上皮细胞［type Ⅱ alveolar epithelial cell（Type Ⅱ pneumocytes）］

核质比较小，核圆或类圆形，与肺巨噬细胞类似，但整体胞质染色较肺巨噬细胞和组织细胞深，胞质中可见空泡，无肺巨噬细胞之吞噬物质（图 1-7）。

八、Ⅰ型肺泡上皮细胞［type Ⅰ alveolar epithelial cell（Type Ⅰ pneumocytes）］

该细胞类型少见，仅在较多肺组织破坏时见到；细胞呈大的不规则扁片状（厚约 0.2 μm），细胞核呈椭圆形扁片状；ROSE 中该细胞离体后呈长条带状或扁片状，细胞核处略厚、嗜氰。Ⅰ型肺泡上皮细胞为少见的构成或分隔肺泡的结构细胞，对其判读和辨识的临床意义不大（图 1-8）。

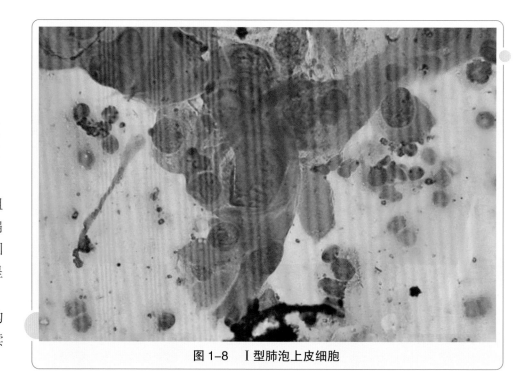

图 1-8　Ⅰ型肺泡上皮细胞

第二节　其他固有细胞

其他固有细胞包括成纤维细胞/肌成纤维细胞与纤维细胞、腺体细胞、内皮细胞、肌细胞。

一、成纤维细胞/肌成纤维细胞（fibroblast/myofibroblast）

成纤维细胞大而圆，胞质丰富、深染、嗜氰；细胞核较大，往往是红细胞直径的 2 倍以上；核膜厚，亦深染、嗜氰。

肌成纤维细胞是由成纤维细胞演变而来，较大，呈三角形、宽的长梭形或菱形，胞质丰富、深染、嗜氰；细胞核较大，往往是红细胞直径的 2 倍以上；核膜不规则，常见破损，亦深染、嗜氰（图 1-9）。

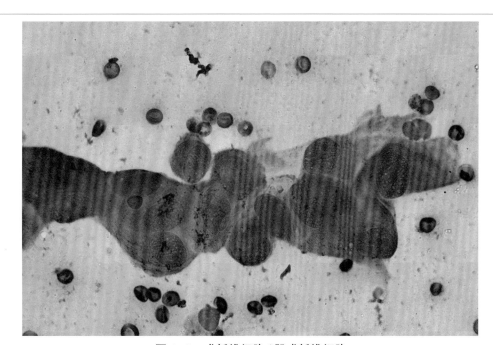

图 1-9　成纤维细胞/肌成纤维细胞

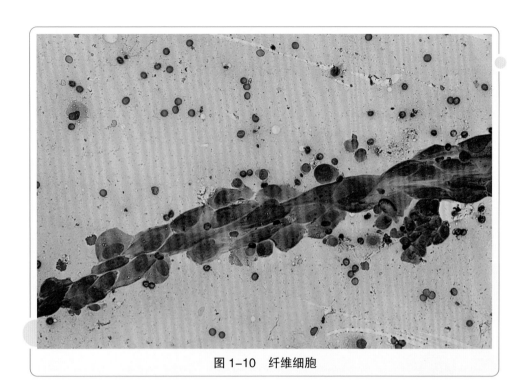

图 1-10　纤维细胞

二、纤维细胞（fibrocyte）

纤维细胞也是由成纤维细胞演变而来，整体和细胞核较成纤维细胞均小些，细胞呈窄的长形或细梭形，往往集中出现，串行排列（图 1-10）。

三、腺体细胞（glandular cell）

腺体细胞常呈有结构的片状排列；胞质丰富、空泡、淡染，嗜中性；核质比较小；细胞核嗜酸，多偏心（图 1-11）。

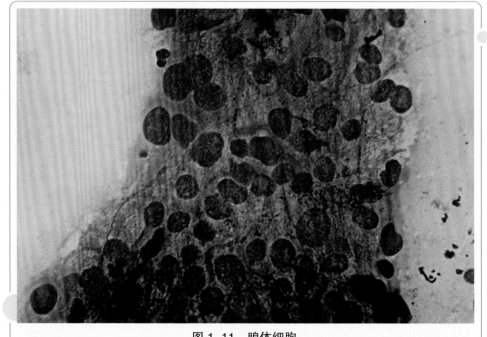

图 1-11　腺体细胞

四、内皮细胞（endothelial cell）

细胞呈精致的长纺锤形，可连续排列；细胞核大小一致，胞质较丰富，染色质呈细颗粒状。血管内皮细胞是Feng's cell（F细胞，即冯细胞）的一组亚型，非ROSE专业人员可不必区分，可直接判读为F细胞，且细分F细胞临床意义本就不足。其与肌成纤维细胞鉴别要点在于血管内皮细胞缺乏母细胞特性，与其他F细胞的鉴别要点在于血管内皮细胞为长纺锤形，周围缺乏Ⅱ型肺泡上皮细胞，亦缺乏较多纤毛柱状上皮细胞和其他F细胞，这是由其组学位置决定的（图1-12）。

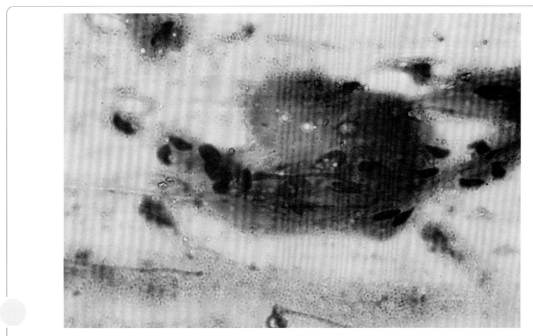

图1-12　内皮细胞

五、肌细胞（myocyte）

该细胞类型少见，呈较长的梭形；细胞核呈雪茄样，两端钝圆。比较容易辨识，属于误采细胞，且不易脱落于ROSE玻片。

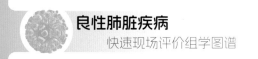
第三节　常见气管/肺非上皮细胞

常见气管/肺非上皮细胞包括红细胞、中性粒细胞、嗜酸性粒细胞、嗜碱性粒细胞、淋巴细胞、浆细胞、单核巨噬细胞、组织细胞、类上皮细胞、多核巨细胞、肥大细胞、其他细胞。

一、红细胞（erythrocyte）

圆形，直径 6 ～ 9 μm，平均 7.2 μm；DQ 染色呈浅红色或灰色，中间浅染；常作为细胞大小的标尺。

二、中性粒细胞（neutrophil）

直径 10 ～ 12 μm；DQ 染色胞质呈无色，核呈深染的弯曲杆状（马蹄铁形）或分叶状，分叶核一般为 2 ～ 5 叶，叶间有细丝相连（图 1-13）。

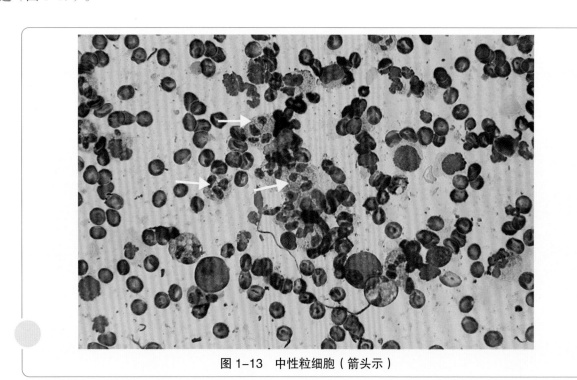

图 1-13　中性粒细胞（箭头示）

一般在 TBLB 印片 ROSE 中，中性粒细胞数量级极低，无明显感染且 TBLB 无明显出血时，较难见到；一般见到明确中性粒细胞分布时，即可确认相关感染存在；当中性粒细胞分布密度较大时，可确认相关感染较重；须注意，黏液 / 分泌物中，因其本身中性粒细胞分布密度就较大，判读时应综合考虑。

感染激期时，中性粒细胞以杆状核与 2 叶核为主，胞膜相对完整，胞质饱满呈"中毒样"；感染坏死期时，中性粒细胞以 3 ~ 5 叶核为主，往往无胞膜，无胞质，呈中性粒细胞"残核碎影"。

细菌感染时，大部分可见"中性粒细胞吞噬细菌"，对感染判读有进一步提示意义；根据细胞学相关理论，中性粒细胞很少吞噬"定植菌"，而倾向吞噬"致病菌"；中性粒细胞见于细菌、真菌等导致的化脓性感染，部分风湿病及其他可致肺脏组织破坏的反应。

三、嗜酸性粒细胞（eosinophil）

直径 13 ~ 15 μm，细胞核形状与中性粒细胞类似，分 2 ~ 3 叶，一般 2 叶核呈眼镜状，深紫色；胞质含细碎嗜酸性颗粒，胞质嗜酸、呈淡红色；嗜酸性粒细胞易脱浆，脱浆后颗粒分布于破碎细胞周围；嗜酸性粒细胞大量崩解时，可形成菱形夏科 – 莱登"结晶，可见于结核、寄生虫病、肿瘤、变态反应等（图 1-14）。

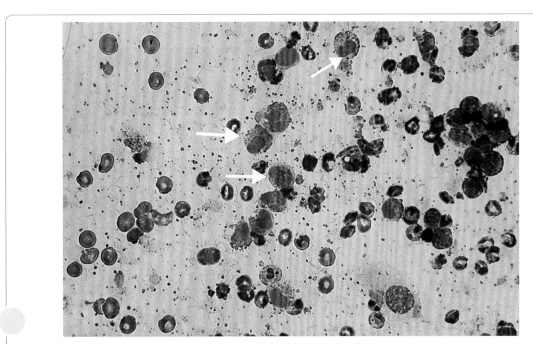

图 1-14　嗜酸性粒细胞（箭头示）

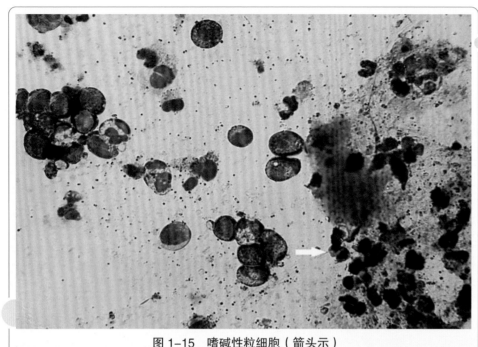

图 1-15 嗜碱性粒细胞（箭头示）

四、嗜碱性粒细胞（basophil）

直径 10 ~ 14 μm，圆形，胞质内含粗大、大小分布不均、染成蓝紫色的嗜碱性颗粒；颗粒覆盖于细胞核上，故细胞核形状虽与中性粒细胞类似（分 2 ~ 3 叶，一般 2 叶），但常常由于粗大嗜碱性颗粒覆盖其上而显示不清；嗜碱性粒细胞增加亦可主要见于过敏性疾病（图 1-15）。

五、淋巴细胞（lymphocyte）

按直径分为大（11 ~ 18 μm）、中（7 ~ 11 μm）、小（4 ~ 7 μm）3 种；肺活检 ROSE 主要可见中、小淋巴细胞；经支气管镜针吸活检术（transbronchial needle aspiration，TBNA）制片 ROSE 可见大淋巴细胞；肺活检中淋巴细胞核质比大，胞质少；成熟稳定的淋巴细胞核呈类圆形，染色质多，染色较深，胞质呈蓝灰色（图 1-16）。

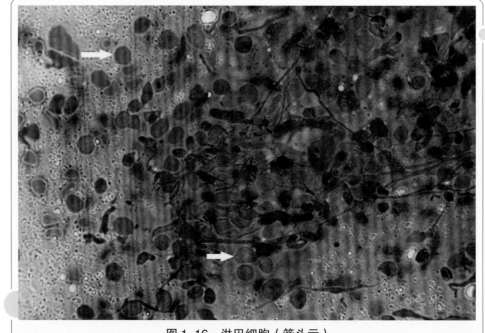

图 1-16 淋巴细胞（箭头示）

激活状态下淋巴细胞核较大，染色质均匀疏松，染色较成熟稳定的淋巴细胞浅，细胞质极少或无胞质，在肺活检中常集中出现。TBNA 中，大淋巴细胞呈圆形，胞质量多，淡蓝色，细胞核类圆形，可有切迹（B 淋巴细胞），核染色质浓集，可见核仁形成单位；小淋巴细胞呈圆形或类圆形，细胞质极少或无胞质，蓝色，无颗粒，细胞核圆形，可见切迹或凹陷（B 淋巴细胞），核染色质成块状、紫红色，无核仁或有小核仁形成单位。

六、浆细胞（plasmocyte）

浆细胞是由 B 淋巴细胞经 $CD4^+$ 淋巴细胞的刺激异化而来，又称效应 B 淋巴细胞，故部分与 B 淋巴细胞形态学一致。浆细胞直径 $10 \sim 20\ \mu m$；核偏于一侧，偶可见双核；染色质粗而密，染成紫丁香色，不均匀，常有核旁半月状淡染区，胞质可有空泡（图 1-17）。

淋巴细胞较多出现通常代表病灶呈急性时相，见于各类炎症反应、病毒感染、结核病（较为明显）、部分风湿病、部分变态反应，以及移植物抗宿主等免疫反应。出现浆细胞时，提示病灶开始进入慢性时相（但不否定急性时相）。

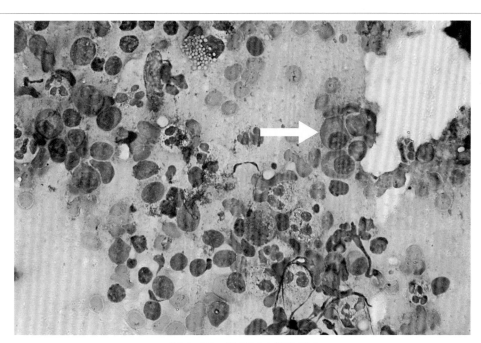

图 1-17　浆细胞（箭头示）

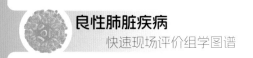
七、肥大细胞（mastocyte）

嗜碱性粒细胞在结缔组织和黏膜上皮内时，称肥大细胞，其结构和功能与嗜碱性粒细胞相似。和血嗜碱性粒细胞一样，具嗜碱性颗粒。DQ染色特点为胞质中充满甲苯胺蓝染色阳性的玫瑰红色颗粒（图1-18）。

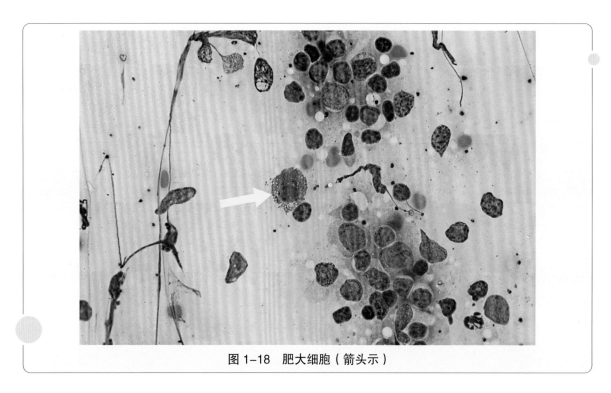

图1-18　肥大细胞（箭头示）

八、单核巨噬细胞

游走巨噬细胞（即单核细胞，mononuclear cell）：直径12～20 μm，圆形或不规则形，偶见伪足；细胞核形态不规则，可呈肾形、马蹄形、分叶状，常伴有切迹、凹陷，可有明显扭曲折叠，核染色质较细致、疏松，呈丝网状或条索状，无核仁；胞质量多，染色呈灰蓝色、粉红色或嗜中性，胞质内见细小紫红色颗粒；单核细胞一旦游走进入肺内间质即分化为肺巨噬细胞（图1-19）。

巨噬细胞（macrophage）：肺巨噬细胞由单核细胞分化而来，广泛分布于间质，在细支气管以下气道和肺泡隔内较多；部分游走至肺泡，称肺泡巨噬细胞；直径9～40 μm，细胞核圆形或类圆形；以胞质丰富，并有被吞噬物或呈泡沫样为其特征；早期肺巨噬细胞相对较小，胞质和被吞噬物也较少（图1-20）。

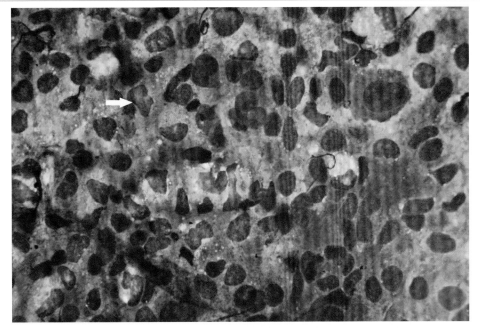

图 1-19　单核细胞（箭头示）

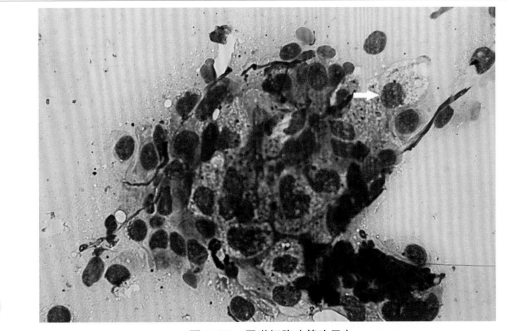

图 1-20　巨噬细胞（箭头示）

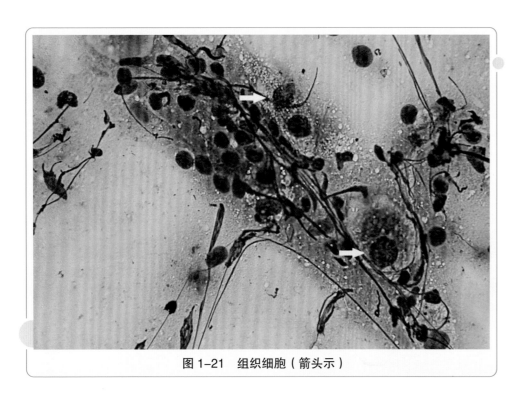

图 1-21 组织细胞（箭头示）

九、组织细胞（histocyte）

由单核细胞分化而来或由肺巨噬细胞（亦单核细胞起源）吞噬病原（如结核菌）等以后转化而来；细胞大小不一，一般 7 μm 以上，为圆形、卵圆形或不规则形，胞质丰富，淡染，细胞膜菲薄甚至不完整，可"脱浆"形成裸核；核细小、空泡样，呈不规则圆形、卵圆形、长形或肾形，有时可见核仁，可有核偏位（图 1-21）。

组织细胞较多出现提示慢性时相，且开始增生修复（但不否定急性时相）。

十、类上皮细胞（或称上皮样细胞）（epithelioid cell）

类上皮细胞为肉芽肿的主要细胞成分；可由单核细胞直接分化而来，或由组织细胞或肺巨噬细胞（均为单核细胞起源）吞噬消化病原（如含有蜡质膜的结核菌）等以后转化而来；梭形或多边形，胞质丰富，淡染，细胞膜菲薄甚至不完整，相当一部分"脱浆"形成裸核；核细小，空泡样、肾形、月牙形、鞋底样、狭长杆状或黄瓜状，两端钝圆（图 1-22）。

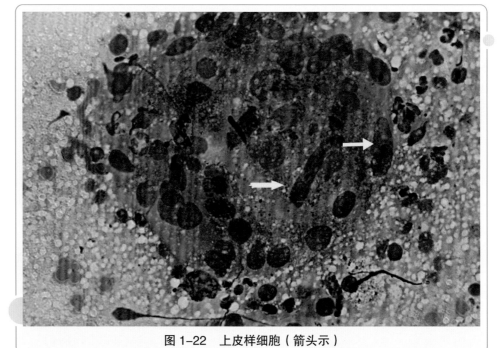

图 1-22 上皮样细胞（箭头示）

可以认为，单核巨噬细胞、组织细胞、类上皮细胞是同一个单核细胞系分化演变的不同阶段。在该演变过程中，细胞逐渐不规则；胞质逐渐增多；细胞膜逐渐菲薄，逐渐"脱浆"形成裸核；细胞核由类圆形逐渐变为不规则形，最后变为肾形，再变为长形，后变为黄瓜形，越来越长。它们可与淋巴细胞混合分布并逐渐发展为环形排列，胞质伸出伪足相互融合，形成多核巨细胞；或更多类上皮细胞可形成肉芽肿。

十一、多核巨细胞（multinucleated giant cell）

3 个以上甚至几百个类上皮细胞伸出胞质突起，然后胞体相互靠近，最后经胞质突起的融合使类上皮细胞环形排列，与淋巴细胞融合在一起形成多核巨细胞，胞质丰富；类上皮细胞与淋巴细胞的细胞核环形散在分布于巨细胞胞质中；结核病的多核巨细胞又称为朗汉斯巨细胞（图 1-23）。

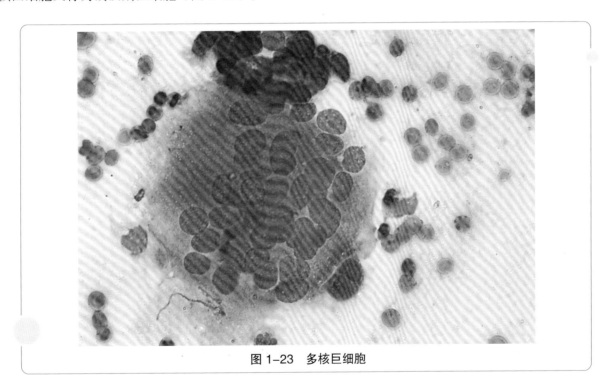

图 1-23　多核巨细胞

第一章 简明支气管与肺部细胞形态学判读

第四节 胸膜间皮细胞

　　胸膜间皮细胞（mesothelial cell）呈规则圆形，核质比小；核形规则，多居中，也可偏位，直径约为红细胞直径的 1.2 ～ 1.5 倍，可有核仁；胞质丰富，嗜中性或染成灰蓝色；细胞排列规则，细胞间可有缝隙，呈"开窗现象"或呈"漂浮气球样"（图 1-24）。

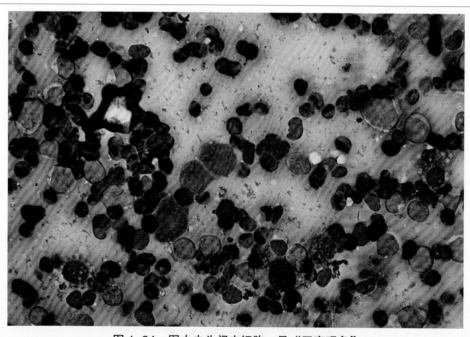

图 1-24　图中央为间皮细胞，呈"开窗现象"

第二章

常见肺／纵隔非肿瘤性疾病的 ROSE 组学分型

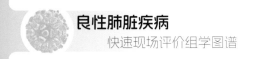

第一节　化脓性感染

中性粒细胞优势分布，可见散在分布的活化淋巴细胞和巨噬细胞，可伴坏死；上皮细胞增生、退化、坏死、变性；有或无可见病原（图 2-1 ~ 图 2-9）。

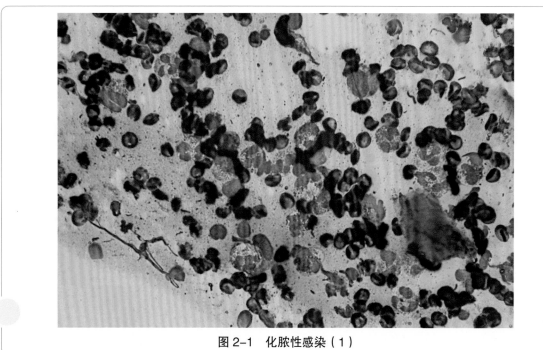

图 2-1　化脓性感染（1）

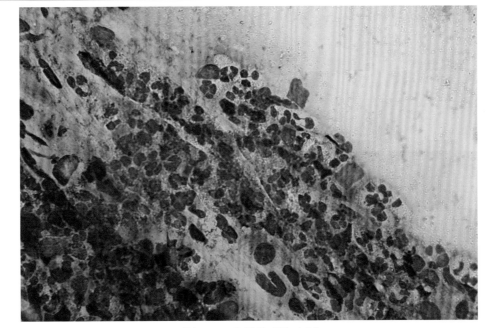

图 2-2 化脓性感染（2）

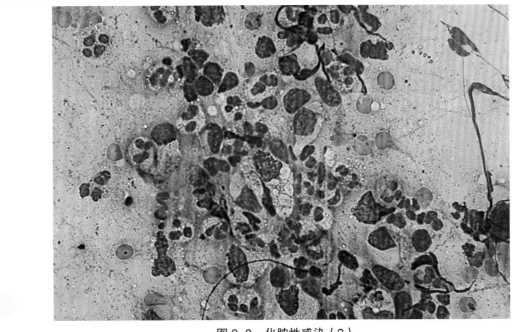

图 2-3 化脓性感染（3）

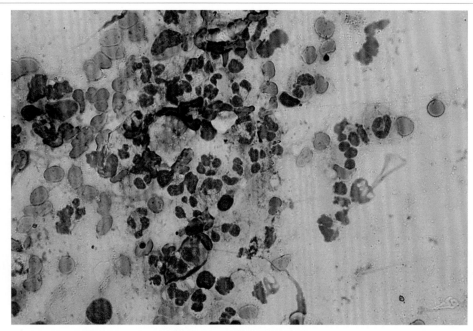

图 2-4　化脓性感染（4）

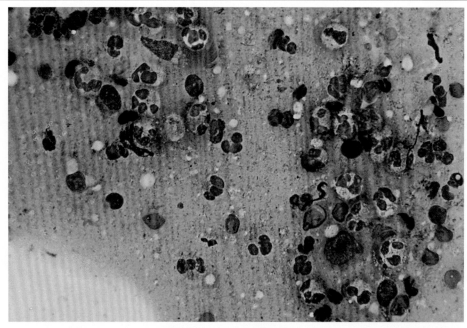

图 2-5　化脓性感染（5）

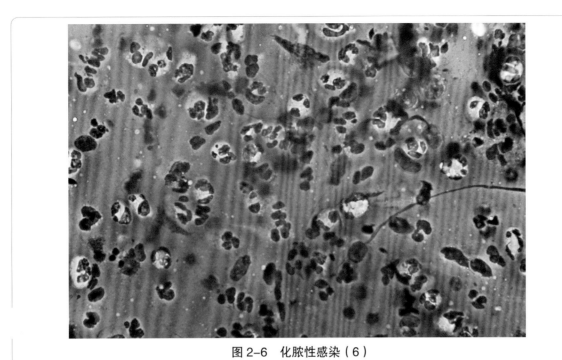

图 2-6　化脓性感染（6）

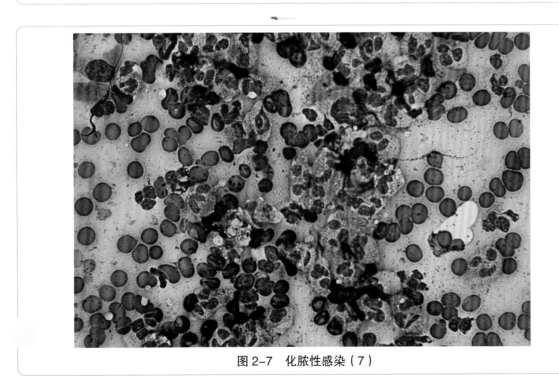

图 2-7　化脓性感染（7）

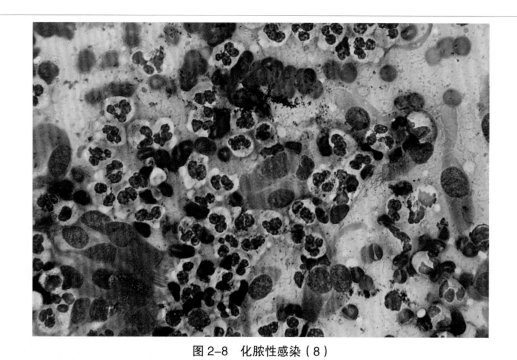

图 2-8 化脓性感染（8）

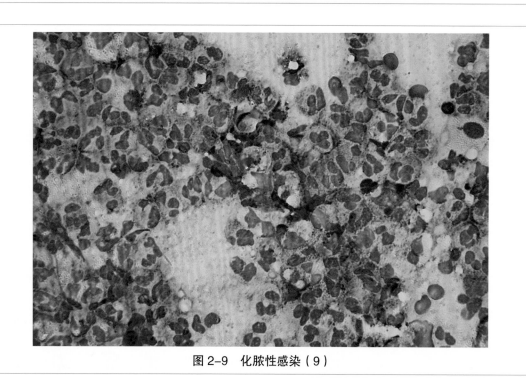

图 2-9 化脓性感染（9）

第二节　可符合病毒感染/可符合支原体、衣原体、军团菌感染

病毒性肺炎，呈现为活化淋巴细胞优势分布，Ⅱ型肺泡上皮细胞增生；不同程度"炎症"；可有"巨细胞反应"、病毒包涵体和"纤毛柱状上皮细胞断裂"等表现。支原体、衣原体、军团菌肺炎，呈现为单核细胞（早期游走巨噬细胞）优势分布，可见散在分布的活化淋巴细胞、中性粒细胞，"炎症"明显（图2-10～图2-37）。

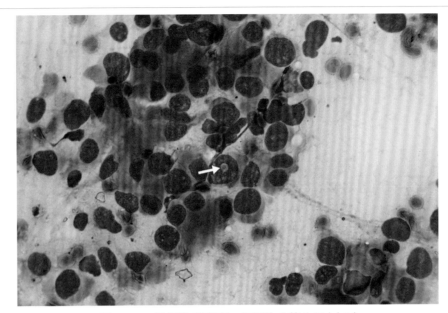

图 2-10　巨细胞病毒病：包涵体（箭头示）（1）

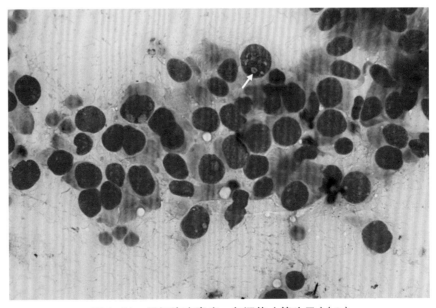

图 2-11　巨细胞病毒病：包涵体（箭头示）（2）

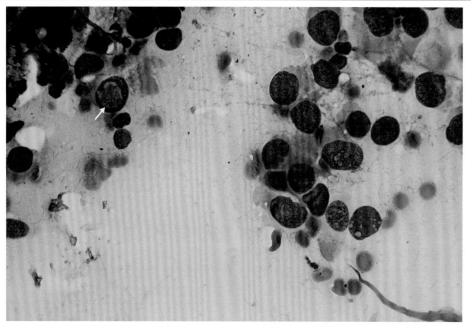

图 2-12　巨细胞病毒病：包涵体（箭头示）(3)

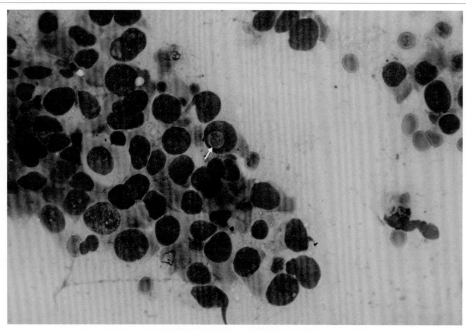

图 2-13　巨细胞病毒病：包涵体（箭头示）(4)

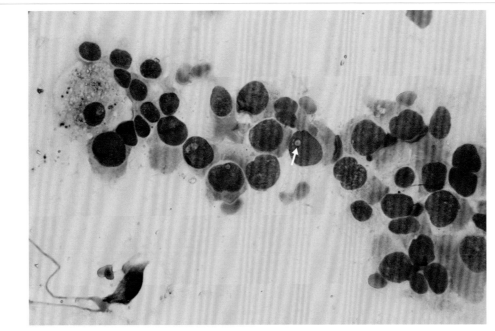

图 2-14 巨细胞病毒病：包涵体（箭头示）（5）

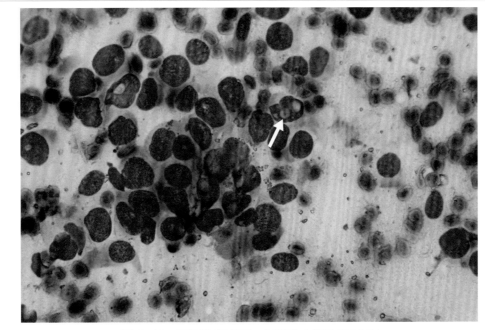

图 2-15 巨细胞病毒病：包涵体（箭头示）（6）

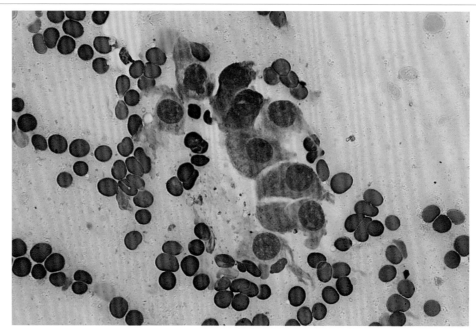

图 2-16　纤毛柱状上皮细胞和刷细胞断裂及断裂线

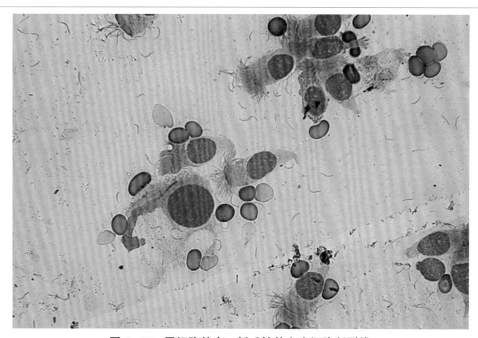

图 2-17　巨细胞效应：纤毛柱状上皮细胞断裂线

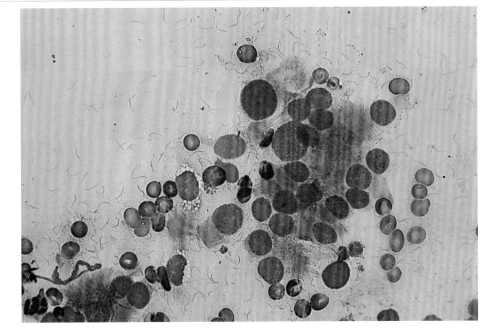

图 2-18 巨细胞效应：纤毛柱状上皮细胞断裂

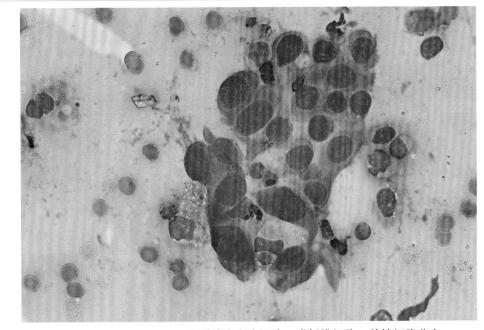

图 2-19 COVID-19：Ⅱ型肺泡上皮细胞、成纤维细胞、单核细胞分布

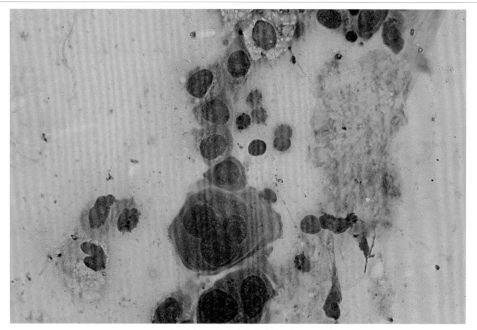

图 2-20　COVID-19：Ⅱ型肺泡上皮细胞分布

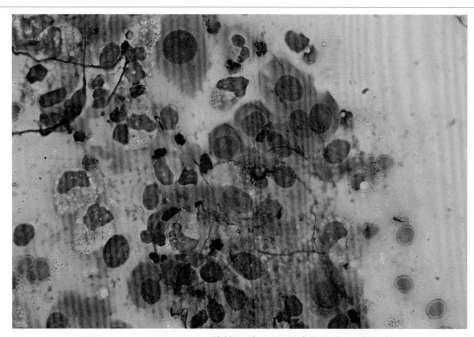

图 2-21　COVID-19：单核细胞、Ⅱ型肺泡上皮细胞分布

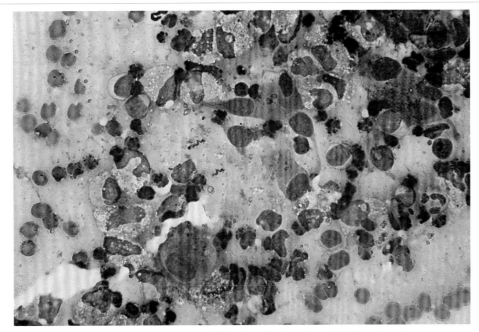

图 2-22　COVID-19：单核细胞、淋巴细胞、中性粒细胞分布

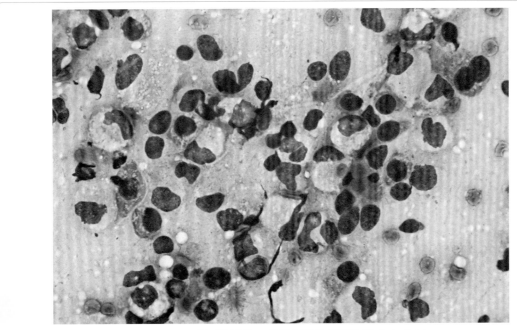

图 2-23　支原体肺炎：单核细胞和淋巴细胞分布（1）

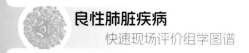

第二章　常见肺／纵隔非肿瘤性疾病的 ROSE 组学分型

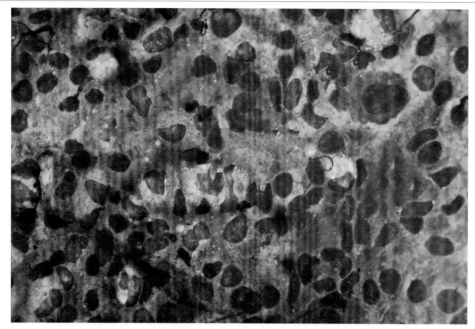

图 2-24　支原体肺炎：单核细胞和淋巴细胞分布（2）

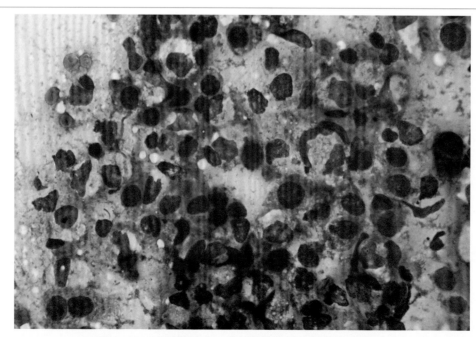

图 2-25　支原体肺炎：单核细胞和淋巴细胞分布（3）

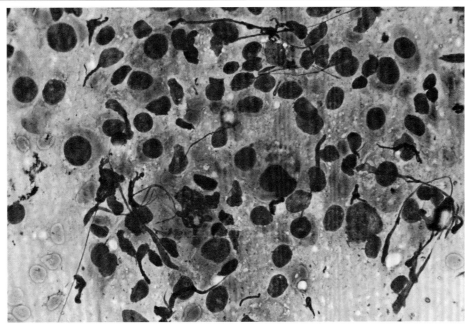

图 2-26 支原体肺炎：单核细胞和淋巴细胞分布（4）

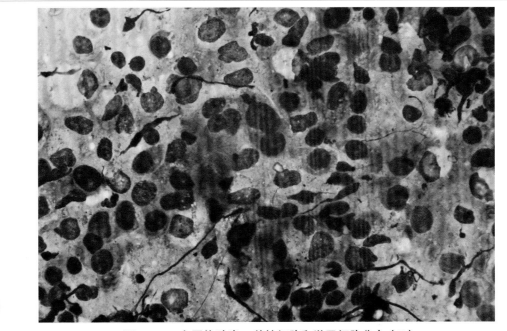

图 2-27 支原体肺炎：单核细胞和淋巴细胞分布（5）

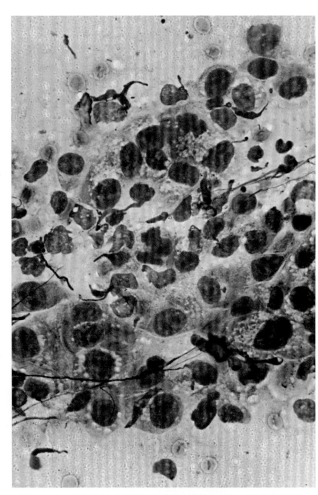

图 2-28　鹦鹉热衣原体肺炎：单核细胞、淋巴细胞和
Ⅱ型肺泡上皮细胞（1）

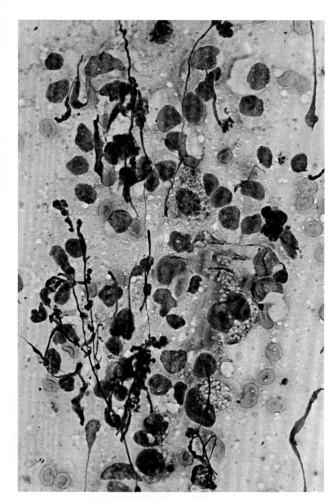

图 2-29　鹦鹉热衣原体肺炎：单核细胞、淋巴细胞和
Ⅱ型肺泡上皮细胞（2）

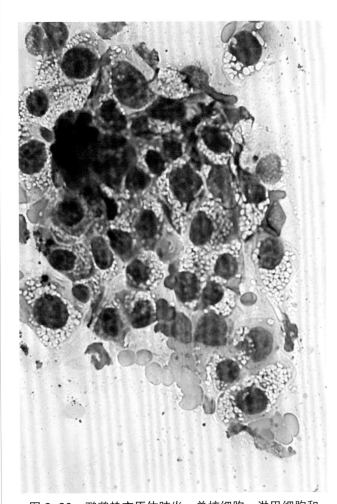

图 2-30　鹦鹉热衣原体肺炎：单核细胞、淋巴细胞和
Ⅱ型肺泡上皮细胞（3）

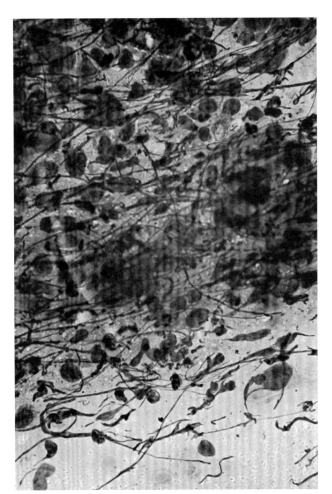

图 2-31　鹦鹉热衣原体肺炎：单核细胞、淋巴细胞和
Ⅱ型肺泡上皮细胞（4）

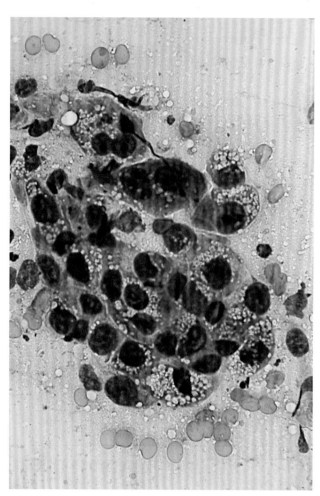

图 2-32 鹦鹉热衣原体肺炎：单核细胞、淋巴细胞和
Ⅱ型肺泡上皮细胞（5）

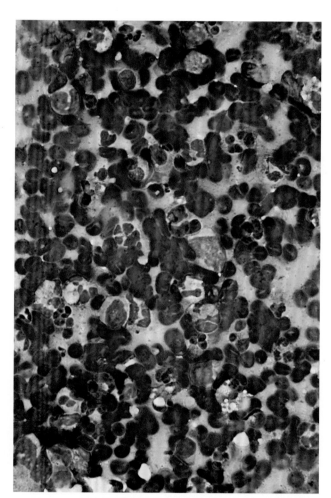

图 2-33 嗜肺军团菌肺炎：单核细胞、中性粒细胞和
淋巴细胞（1）

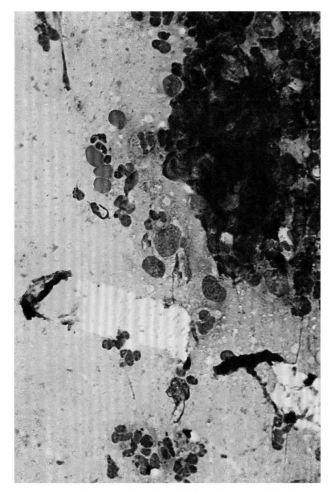

图 2-34　嗜肺军团菌肺炎：单核细胞、中性粒细胞和
淋巴细胞（2）

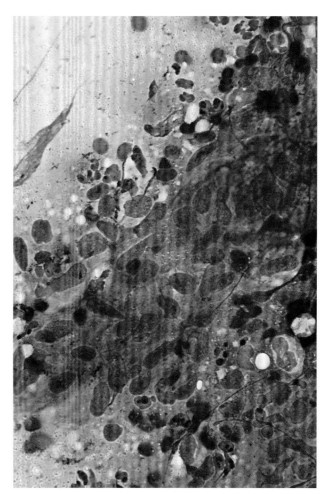

图 2-35　嗜肺军团菌肺炎：单核细胞、上皮样细胞和
淋巴细胞（1）

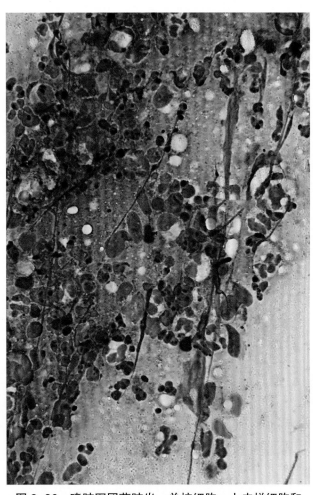

图 2-36　嗜肺军团菌肺炎：单核细胞、上皮样细胞和
淋巴细胞（2）

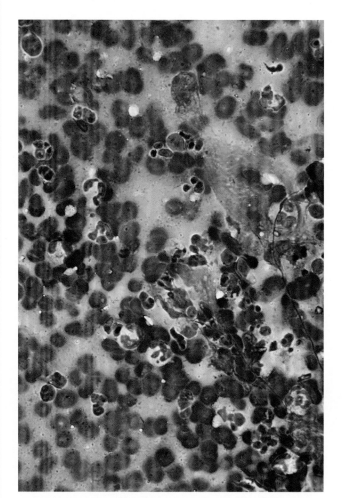

图 2-37　嗜肺军团菌肺炎：中性粒细胞和淋巴细胞

第三节 肉芽肿性炎症

炎症期，以"淋间类上皮细胞亚群"为特征，即淋巴细胞优势分布，间杂分布组织细胞或类上皮细胞；增殖期，淋巴细胞、组织细胞、类上皮细胞优势分布，可见多核巨细胞；无论是炎症期还是增殖期，均可伴或不伴坏死（图 2-38 ~ 图 2-50）。

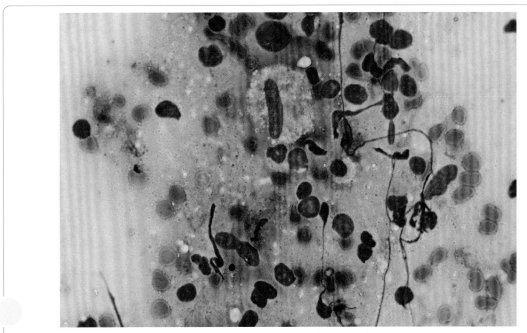

图 2-38 肺结核：淋间类上皮细胞亚群

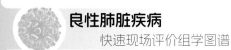
第二章 常见肺／纵隔非肿瘤性疾病的 ROSE 组学分型

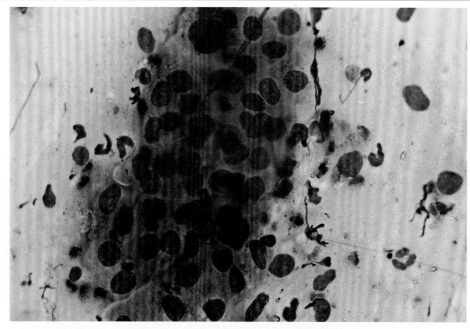

图 2-39 肺结核：淋间组织细胞亚群

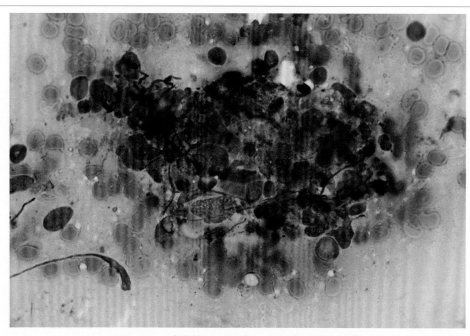

图 2-40 肺结核：淋间类上皮细胞亚群伴坏死

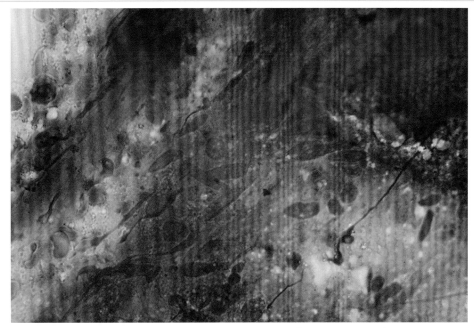

图 2-41　肺结核：坏死背景下见上皮样细胞聚集，淋巴细胞浸润

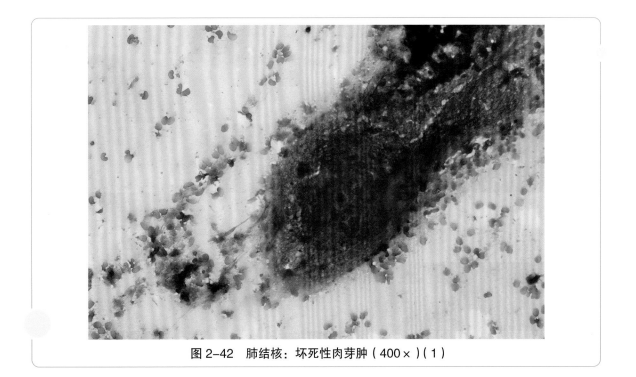

图 2-42　肺结核：坏死性肉芽肿（400×）（1）

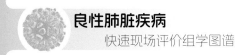

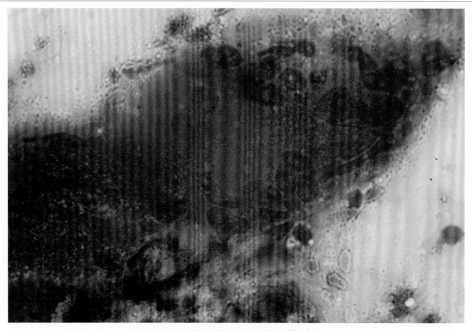

图 2-43　肺结核：坏死性肉芽肿（2）

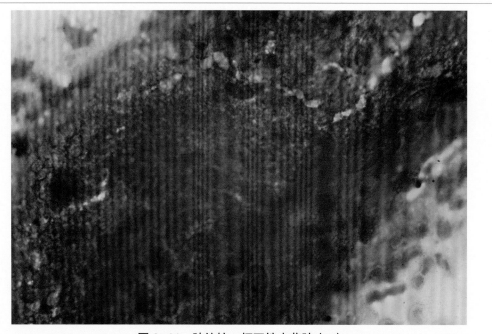

图 2-44　肺结核：坏死性肉芽肿（3）

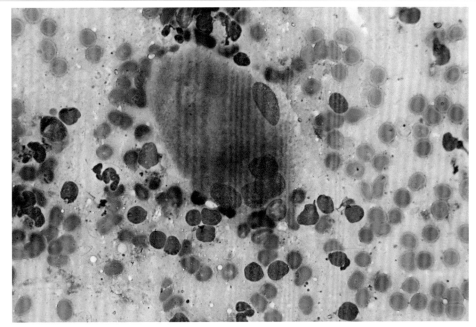

图 2-45　肺结核：淋巴细胞和多核巨细胞

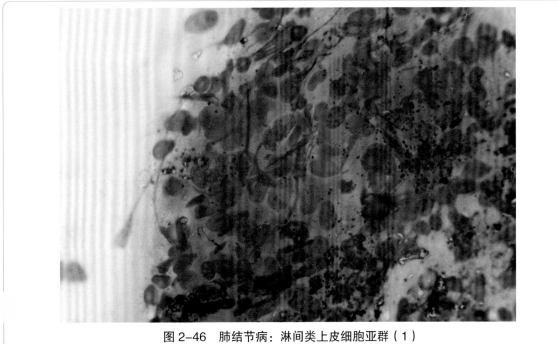

图 2-46　肺结节病：淋间类上皮细胞亚群（1）

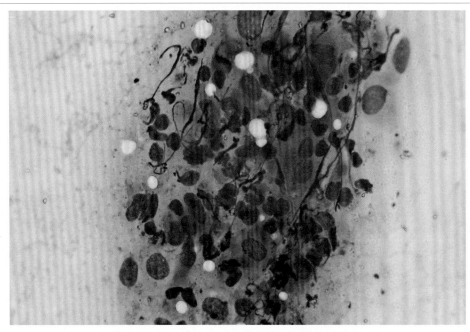

图 2-47　肺结节病：淋间类上皮细胞亚群（2）

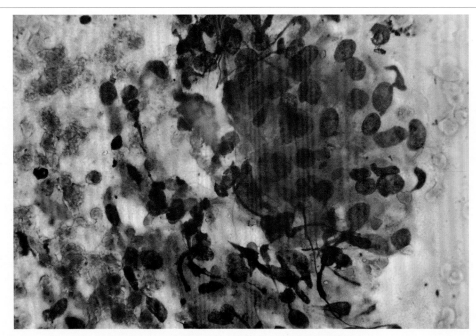

图 2-48　肺结节病：淋间类上皮细胞亚群（3）

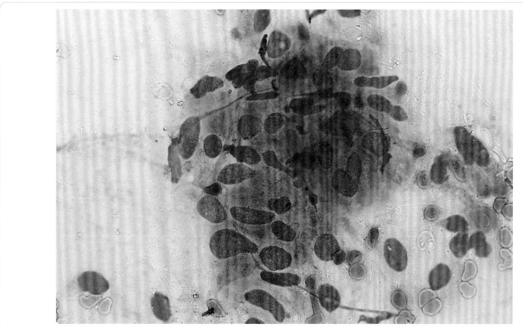

图 2-49　肺结节病：肉芽肿（1）

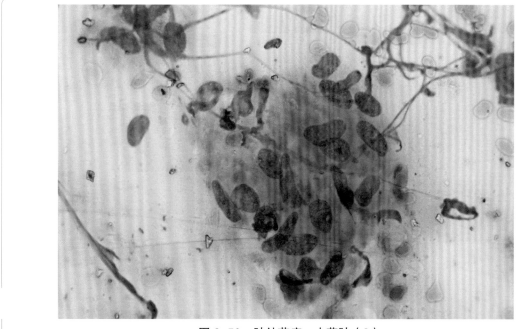

图 2-50　肺结节病：肉芽肿（2）

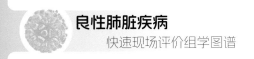

第四节 可符合机化

　　该分型见于感染、感染后或免疫原因，泡沫样巨噬细胞聚集成团，活化淋巴细胞与成纤维细胞或肌成纤维细胞形成"成纤维细胞栓"，可伴或不伴嗜碱性坏死（图 2-51 ~ 图 2-67）。

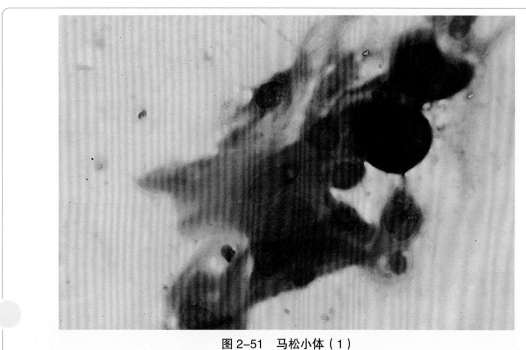

图 2-51 马松小体（1）

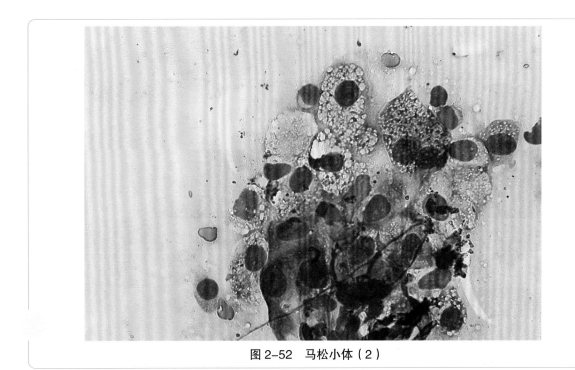

图 2-52　马松小体（2）

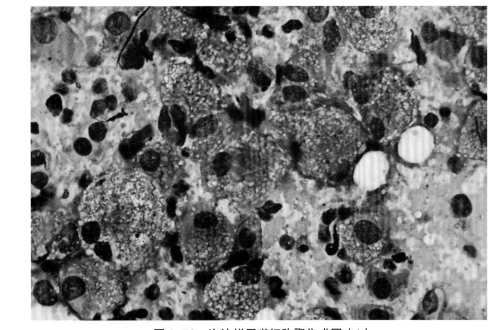

图 2-53　泡沫样巨噬细胞聚集成团（1）

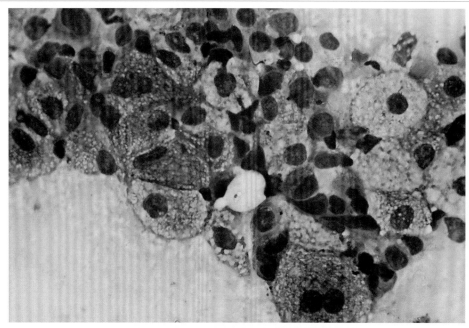

图 2-54　泡沫样巨噬细胞聚集成团（2）

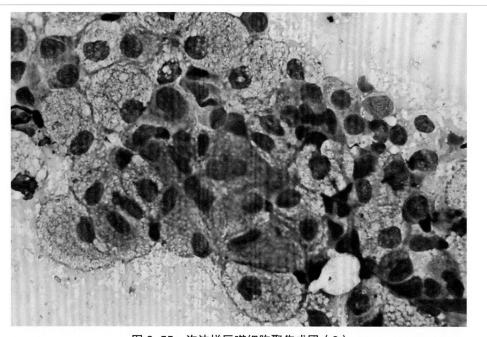

图 2-55　泡沫样巨噬细胞聚集成团（3）

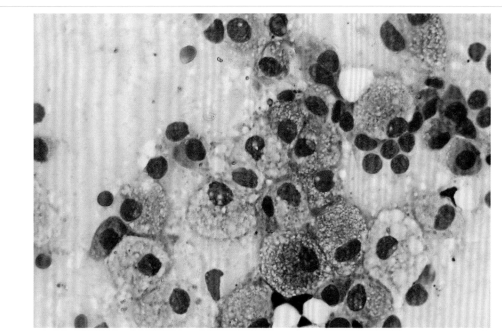

图 2-56 泡沫样巨噬细胞聚集成团（4）

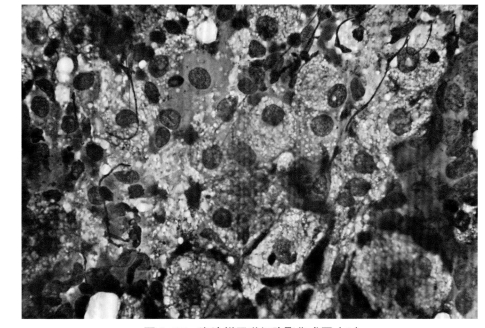

图 2-57 泡沫样巨噬细胞聚集成团（5）

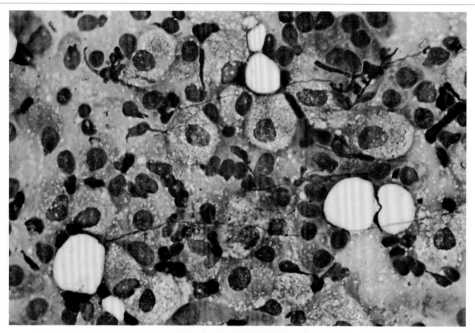

图 2-58 泡沫样巨噬细胞聚集成团（6）

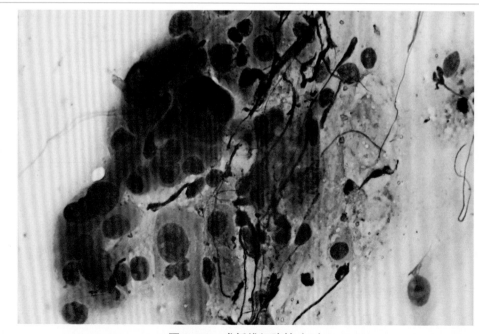

图 2-59 成纤维细胞栓（1）

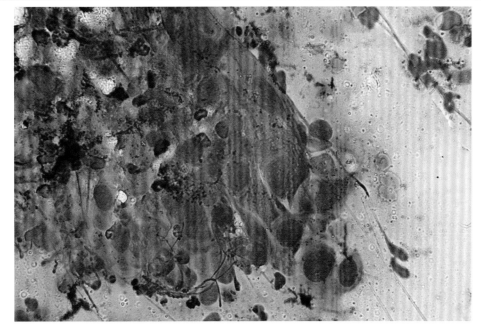

图 2-60　成纤维细胞栓（2）

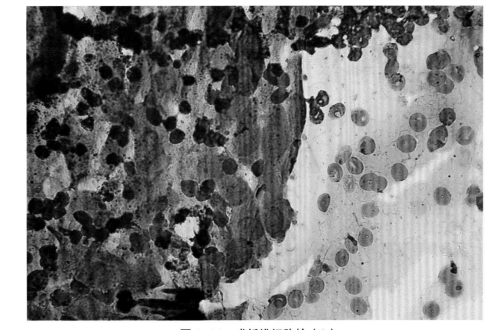

图 2-61　成纤维细胞栓（3）

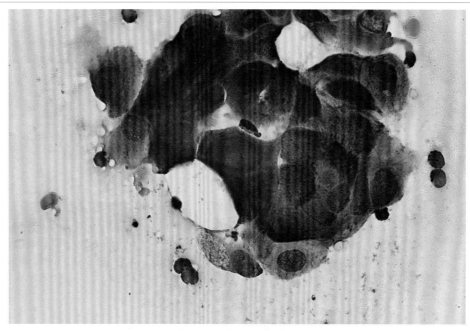

图 2-62 成纤维细胞栓（4）

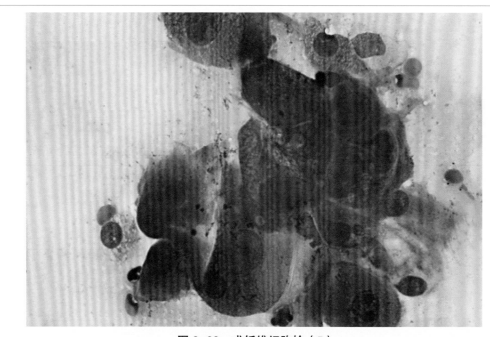

图 2-63 成纤维细胞栓（5）

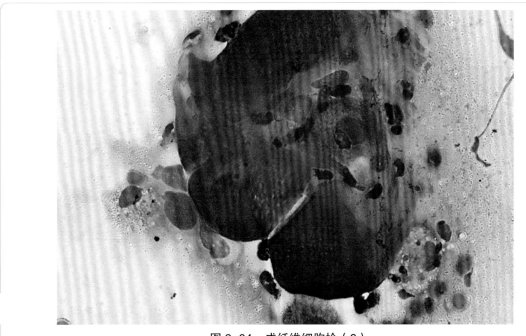

图 2-64　成纤维细胞栓（6）

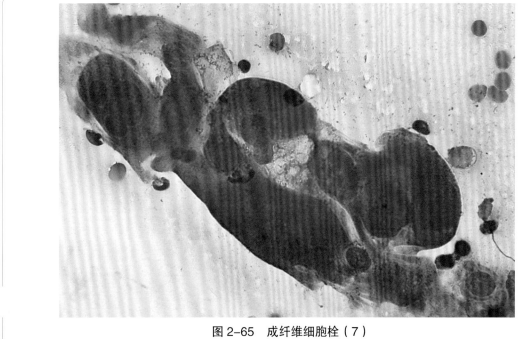

图 2-65　成纤维细胞栓（7）

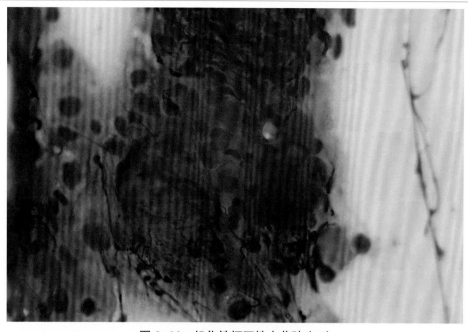

图 2-66　机化性坏死性肉芽肿（1）

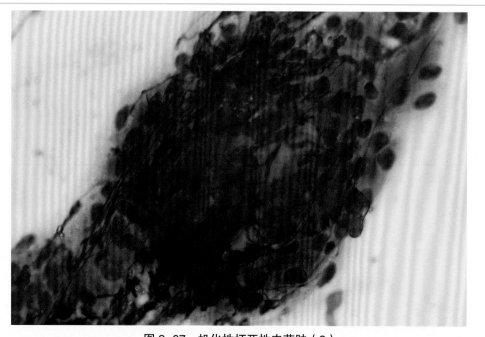

图 2-67　机化性坏死性肉芽肿（2）

第五节　可符合纤维化

　　成纤维细胞、肌成纤维细胞优势分布（成纤维细胞、肌成纤维细胞为主，纤维化活跃），部分成纤维细胞或可已分化为纤维细胞（纤维细胞为主，纤维化稳定）；纤维化启动或进展期Ⅱ型肺泡上皮细胞增生，可见透明膜形成（图 2-68 ～图 2-75）。

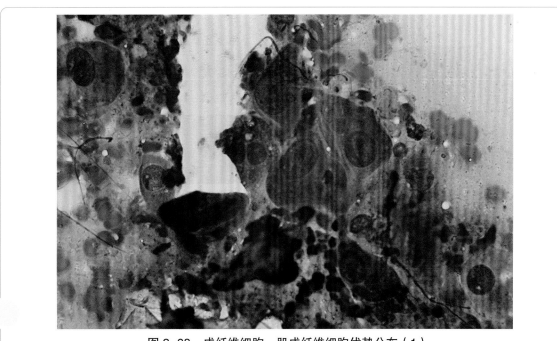

图 2-68　成纤维细胞、肌成纤维细胞优势分布（1）

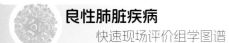

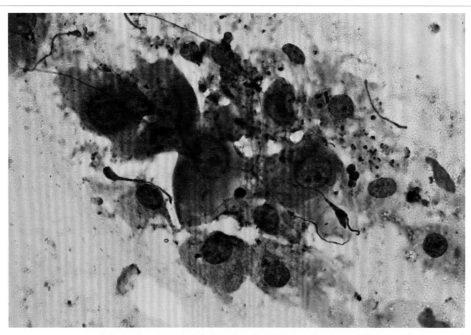

图 2-69　成纤维细胞、肌成纤维细胞优势分布（2）

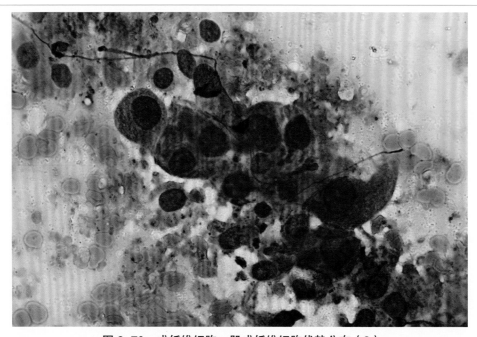

图 2-70　成纤维细胞、肌成纤维细胞优势分布（3）

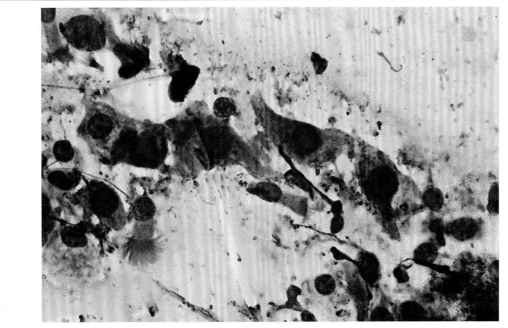

图 2-71　成纤维细胞、肌成纤维细胞优势分布（4）

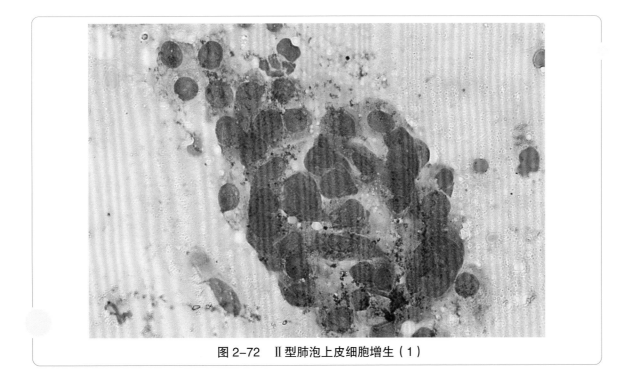

图 2-72　Ⅱ型肺泡上皮细胞增生（1）

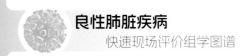

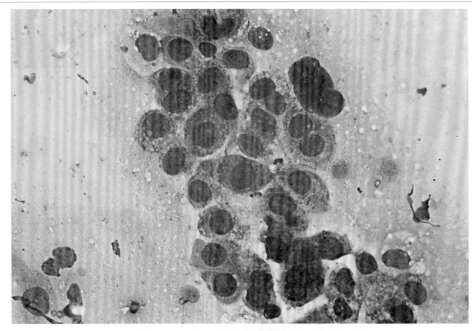

图 2-73　Ⅱ型肺泡上皮细胞增生（2）

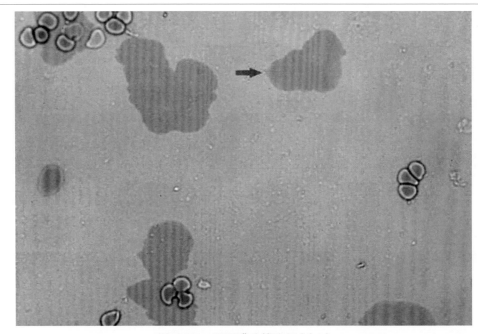

图 2-74　透明膜（箭头示）（1）

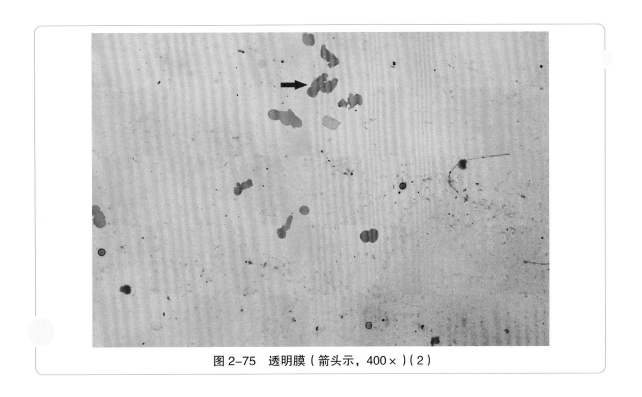

图 2-75 透明膜（箭头示，400×）（2）

第六节 淋巴细胞为主的免疫性炎症

活化淋巴细胞优势分布，有不同程度炎症（图 2-76 ~ 图 2-81）。

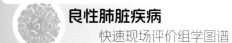

第二章 常见肺/纵隔非肿瘤性疾病的 ROSE 组学分型

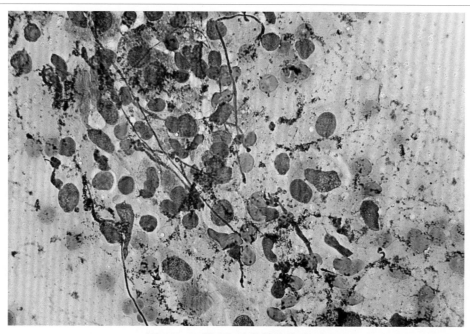

图 2-76 淋巴细胞优势分布（1）

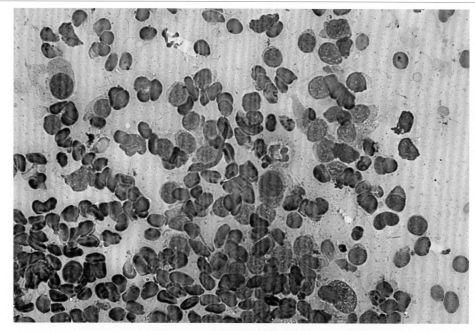

图 2-77 淋巴细胞优势分布（2）

60

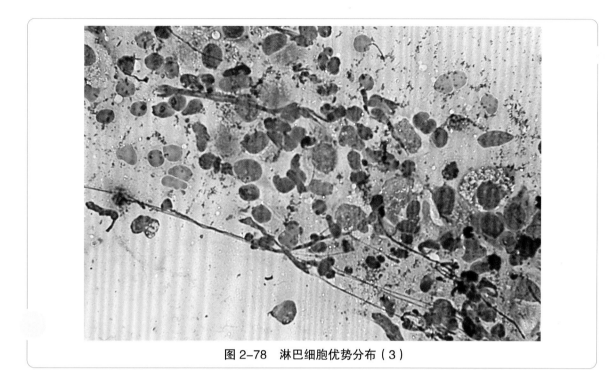

图 2-78　淋巴细胞优势分布（3）

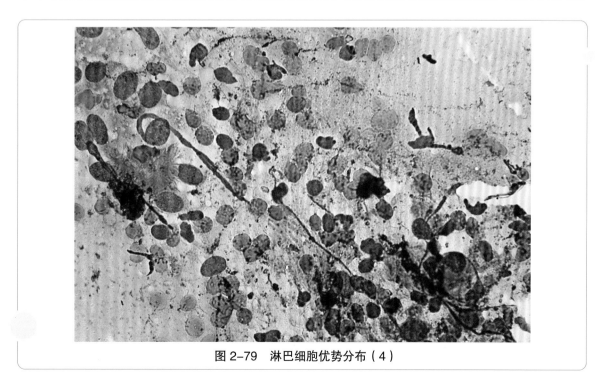

图 2-79　淋巴细胞优势分布（4）

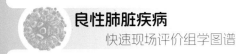

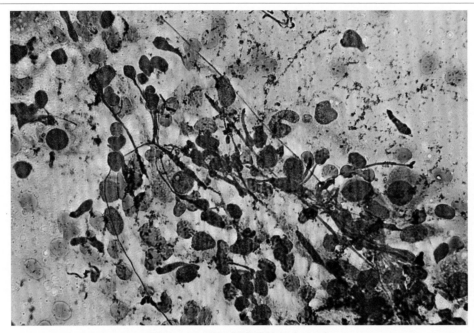

图 2-80　淋巴细胞优势分布（5）

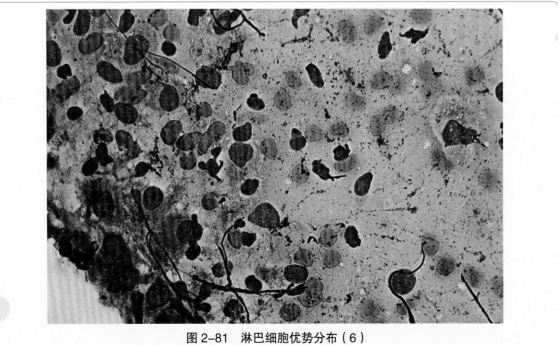

图 2-81　淋巴细胞优势分布（6）

第七节　嗜酸性粒细胞、嗜碱性粒细胞为主的免疫性炎症

嗜酸性粒细胞、嗜碱性粒细胞优势分布，有不同程度炎症（图 2-82 ~ 图 2-87）。

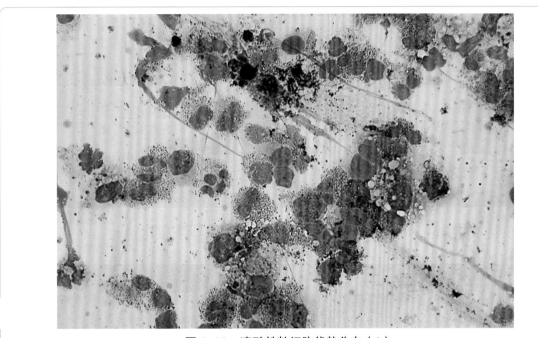

图 2-82　嗜酸性粒细胞优势分布（1）

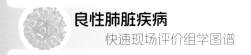

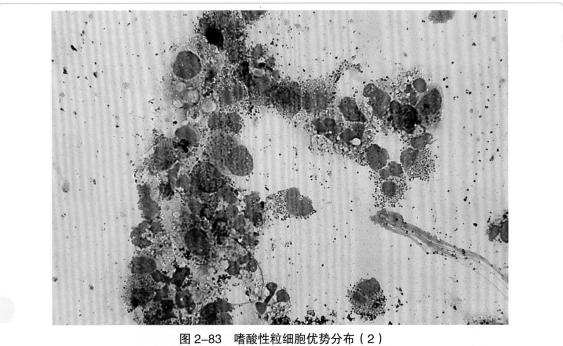

图 2-83 嗜酸性粒细胞优势分布（2）

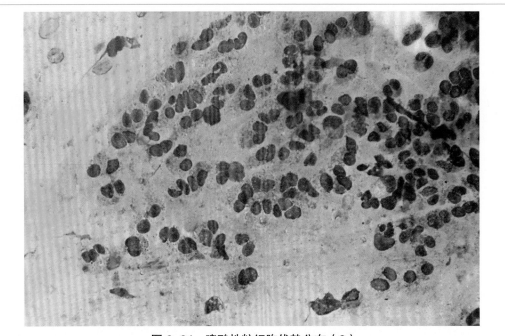

图 2-84 嗜酸性粒细胞优势分布（3）

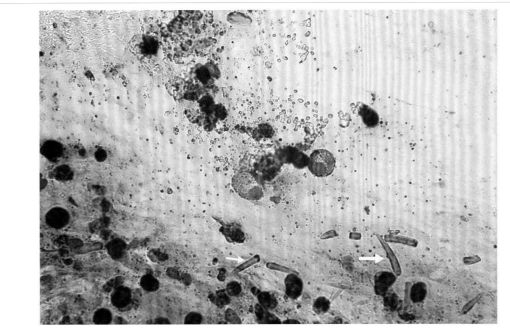

图 2-85　嗜酸性粒细胞及嗜碱性粒细胞浸润、夏科 – 莱登结晶（箭头示夏科 – 莱登结晶）（1）

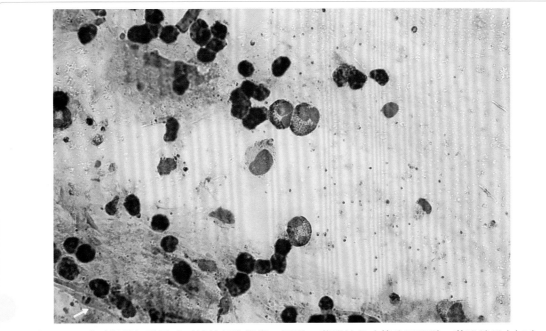

图 2-86　嗜酸性粒细胞及嗜碱性粒细胞浸润、夏科 – 莱登结晶（箭头示夏科 – 莱登结晶）（2）

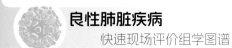

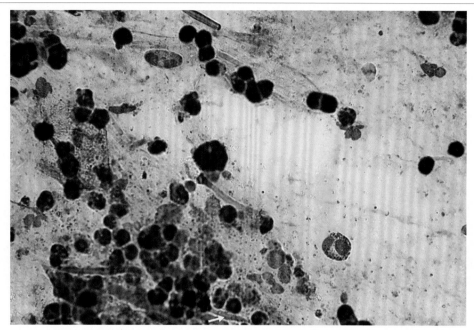

图 2-87 嗜酸性粒细胞及嗜碱性粒细胞浸润、夏科 – 莱登结晶（箭头示夏科 – 莱登结晶）（3）

第八节 有可见病原、特征性表现或外来物

　　有菌丝、孢子、包囊、菌体、滋养体、细胞内组织胞质菌、酵母菌、虫体等可见病原，或植物细胞、脂滴、无定形物与异物成分等，有不同程度炎症（图 2-88 ~ 图 2-141）。

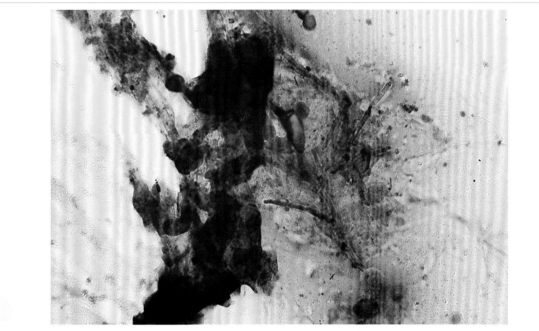

图 2-88　曲霉菌：丝状菌丝，锐角分叉，有分隔（1）

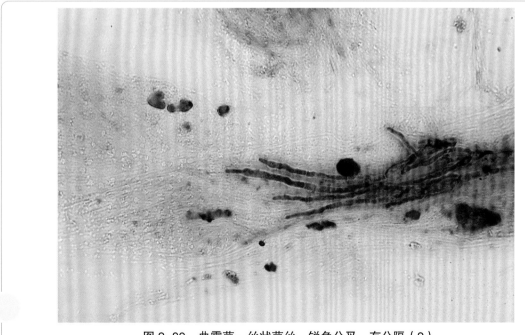

图 2-89　曲霉菌：丝状菌丝，锐角分叉，有分隔（2）

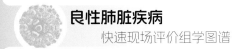

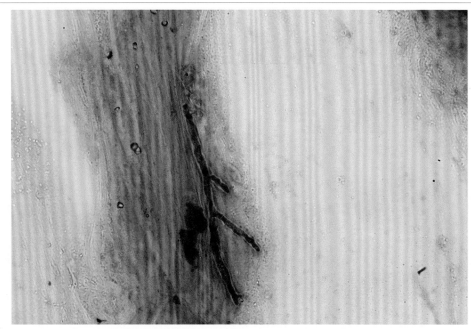

图 2-90　曲霉菌：丝状菌丝，锐角分叉，有分隔（3）

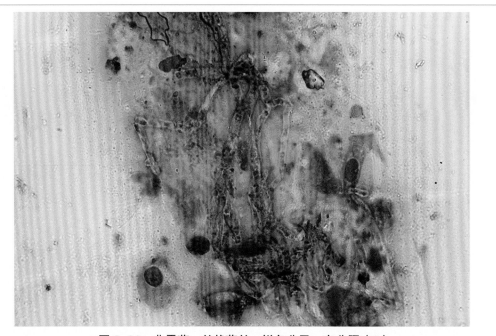

图 2-91　曲霉菌：丝状菌丝，锐角分叉，有分隔（4）

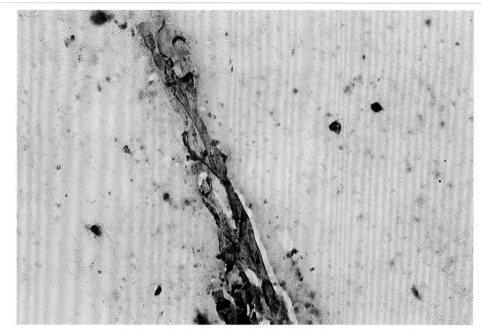

图 2-92　毛霉菌：宽大飘带样，无分隔，菌丝直径 8 ~ 10 μm（1）

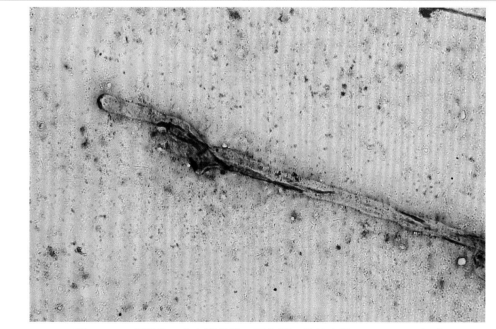

图 2-93　毛霉菌：宽大飘带样，无分隔，菌丝直径 8 ~ 10 μm（2）

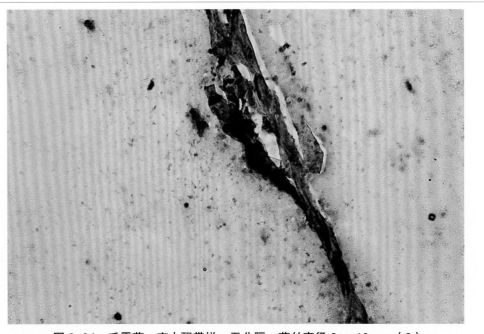

图 2-94 毛霉菌：宽大飘带样，无分隔，菌丝直径 8 ~ 10 μm（3）

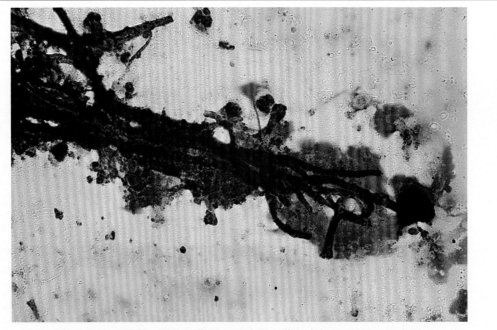

图 2-95 毛霉菌：宽大飘带样，无分隔，菌丝直径 8 ~ 10 μm（4）

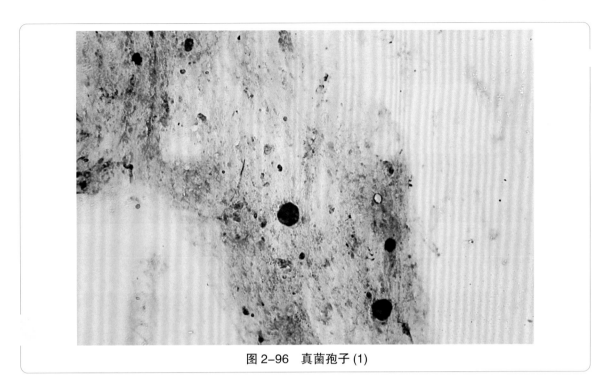

图 2-96　真菌孢子 (1)

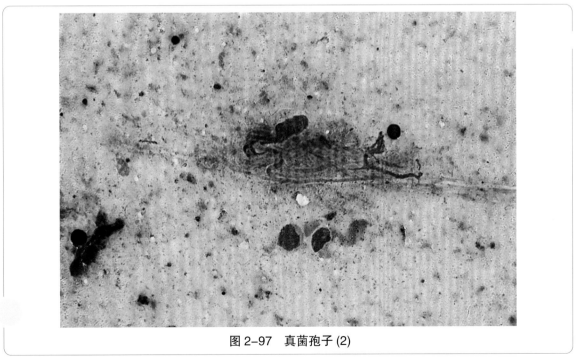

图 2-97　真菌孢子 (2)

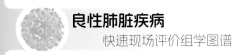

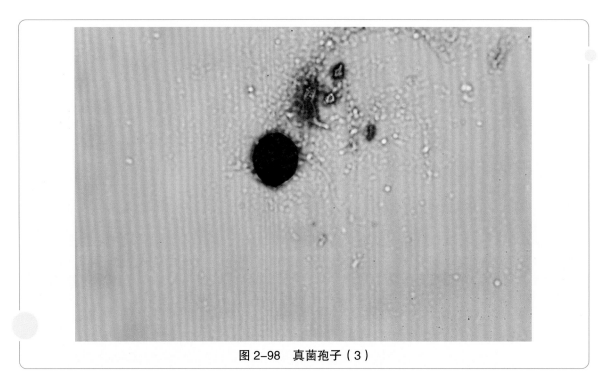

图 2-98 真菌孢子（3）

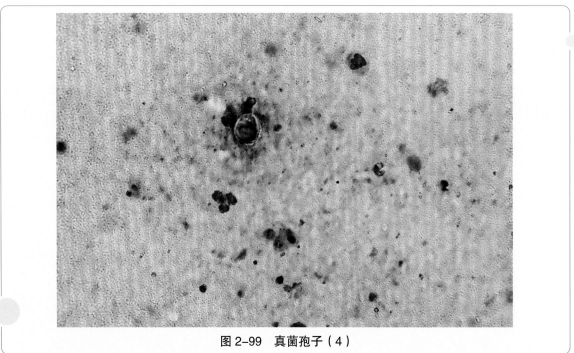

图 2-99 真菌孢子（4）

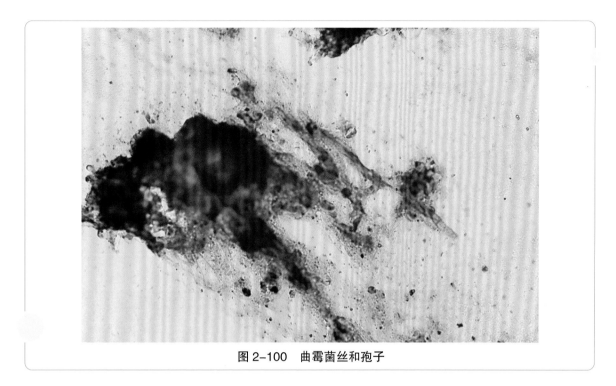

图 2-100 曲霉菌丝和孢子

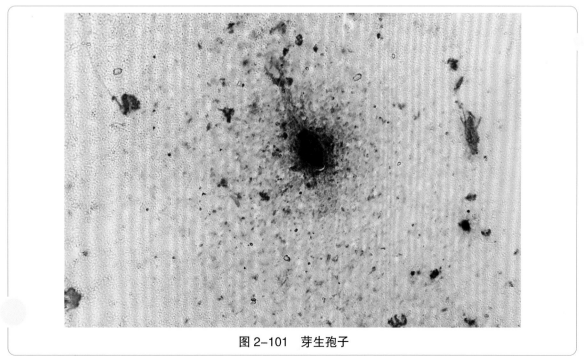

图 2-101 芽生孢子

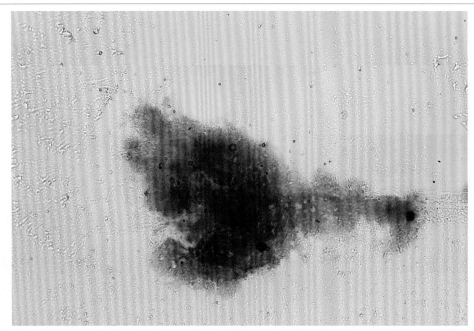

图 2-102　冯氏背景，几丁质现象

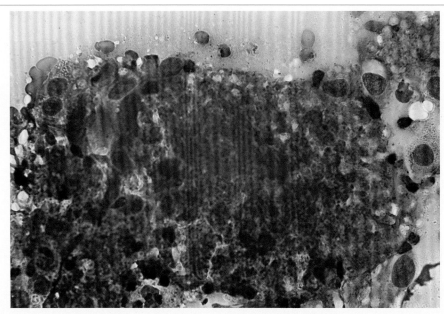

图 2-103　耶氏肺孢子菌：泡沫样滋养体（蓬松棉花样蛋白背景中见深染小点状物）、
包囊（圆形或椭圆形，包囊内见小点棒状结构）（1）

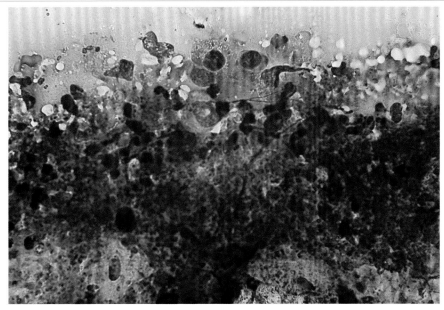

图 2-104　耶氏肺孢子菌：泡沫样滋养体（在蓬松棉花样蛋白背景中见深染小点状物）、
包囊（圆形或椭圆形，包囊内见小点棒状结构）（2）

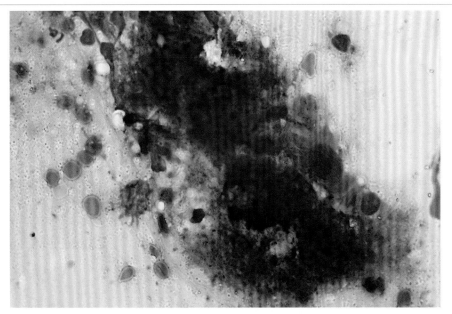

图 2-105　耶氏肺孢子菌：泡沫样滋养体（在蓬松棉花样蛋白背景中见深染小点状物）、
包囊（圆形或椭圆形，包囊内见小点棒状结构）（3）

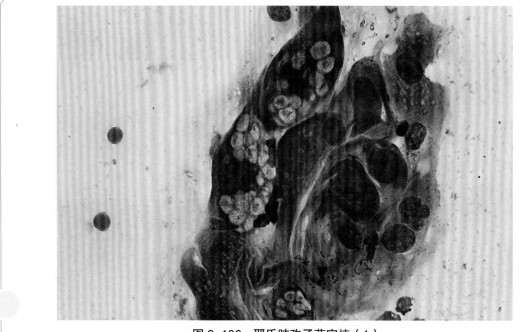

图 2-106　耶氏肺孢子菌定植（1）

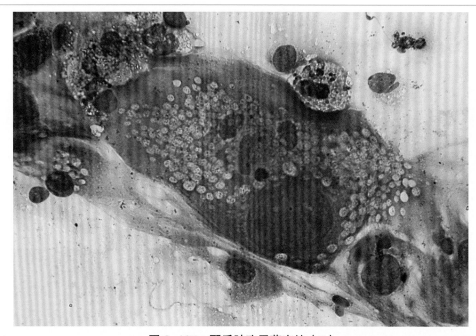

图 2-107　耶氏肺孢子菌定植（2）

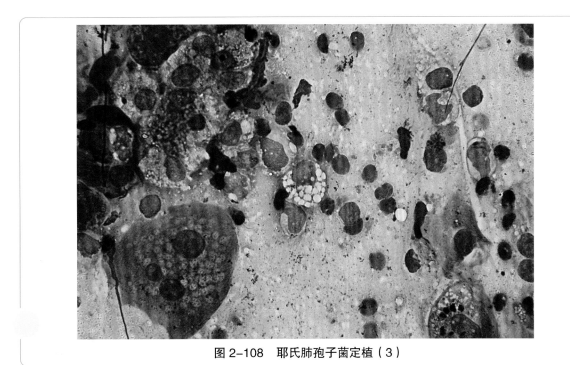

图 2-108　耶氏肺孢子菌定植（3）

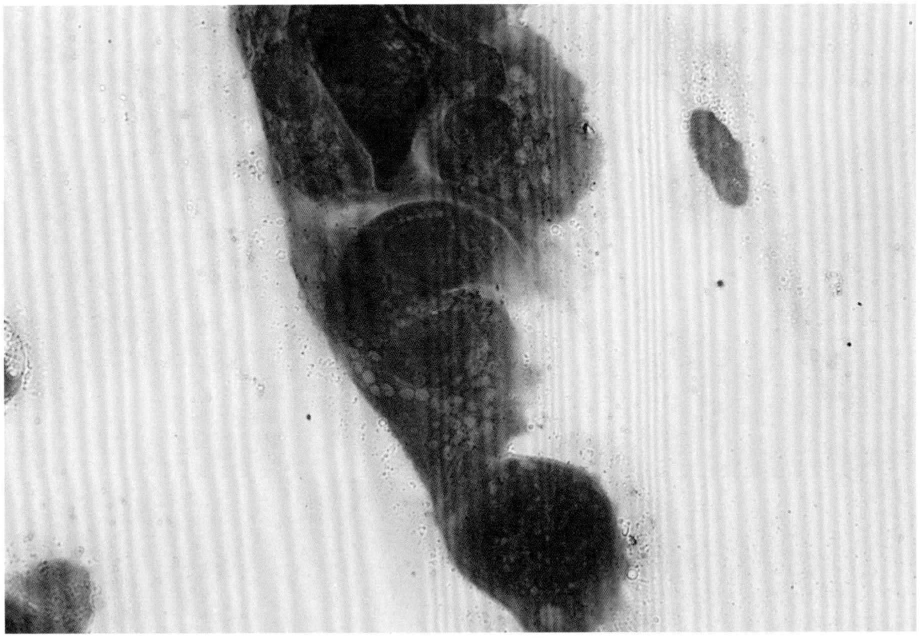

图 2-109　耶氏肺孢子菌定植（4）

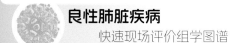

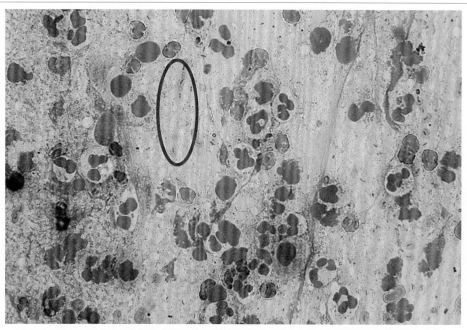

图 2-110　黏液型铜绿假单胞菌：菌体均具有黏液表层（圈出部分示）（1）

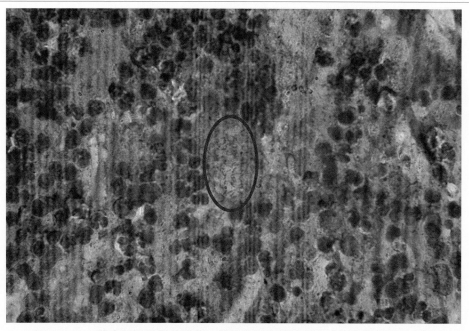

图 2-111　黏液型铜绿假单胞菌：菌体均具有黏液表层（圈出部分示）（2）

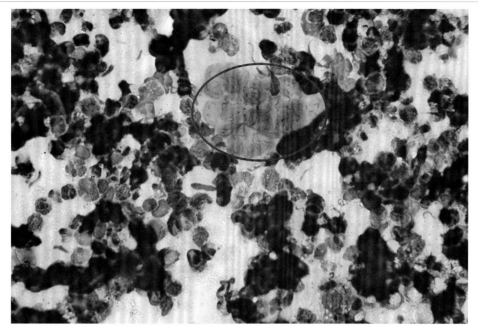

图 2-112　黏液型铜绿假单胞菌：菌体均具有黏液表层（圈出部分示）（3）

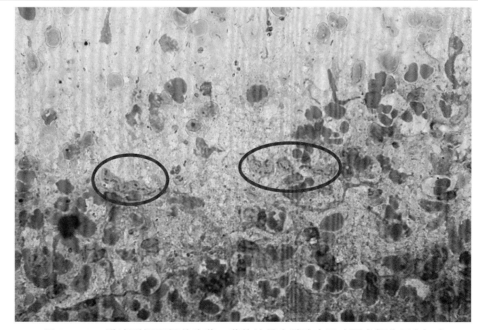

图 2-113　黏液型铜绿假单胞菌：菌体均具有黏液表层（圈出部分示）（4）

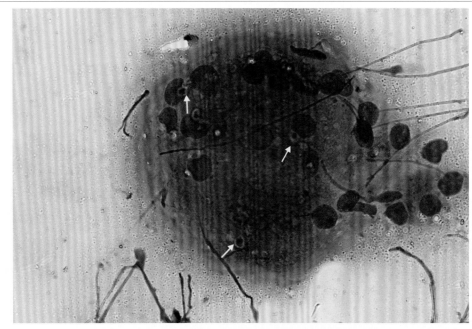

图 2-114 隐球菌荚膜包囊，多核巨细胞（箭头示隐球菌）(1)

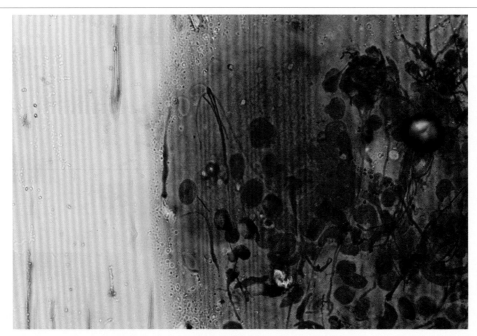

图 2-115 隐球菌荚膜包囊，多核巨细胞（2）

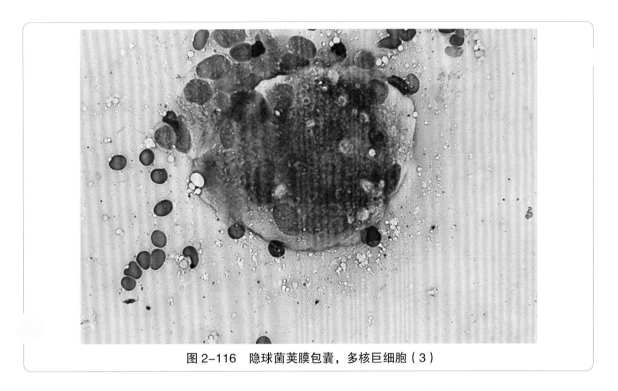

图 2-116 隐球菌荚膜包囊，多核巨细胞（3）

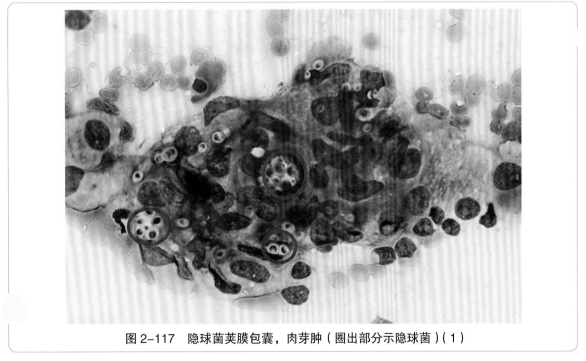

图 2-117 隐球菌荚膜包囊，肉芽肿（圈出部分示隐球菌）（1）

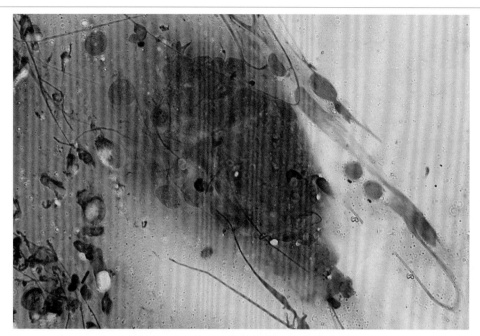

图 2-118　隐球菌荚膜包囊，肉芽肿（2）

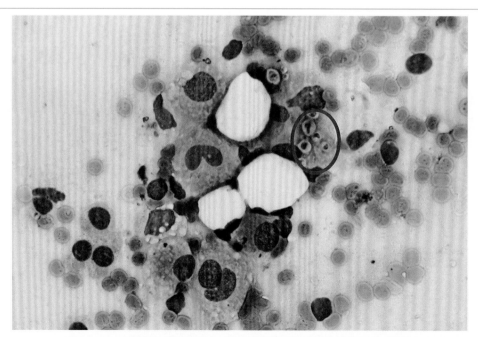

图 2-119　隐球菌荚膜包囊，组织细胞亚群（圈出部分示隐球菌）

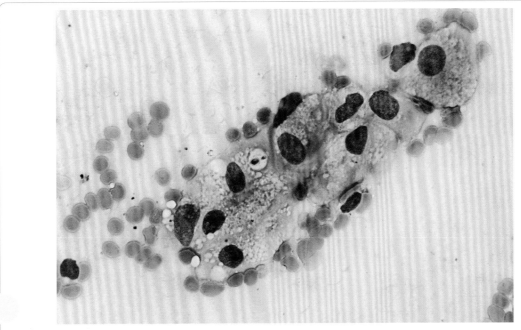

图 2-120 隐球菌荚膜包囊，泪滴样增生

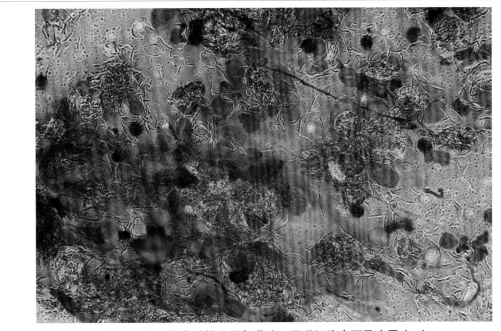

图 2-121 肺非结核分枝杆菌病：巨噬细胞内可见病原（1）

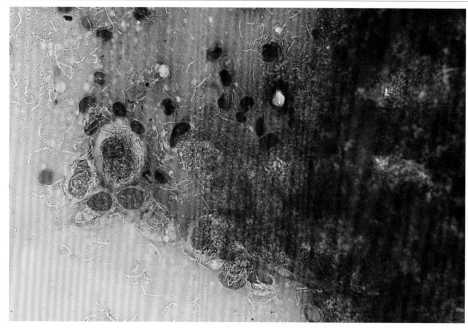

图 2-122　肺非结核分枝杆菌病：巨噬细胞内可见病原（2）

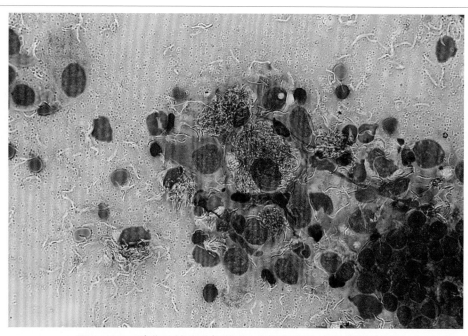

图 2-123　肺非结核分枝杆菌病：巨噬细胞内可见病原（3）

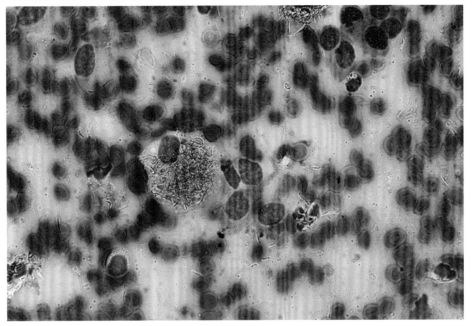

图 2-124　肺非结核分枝杆菌病：巨噬细胞内可见病原（4）

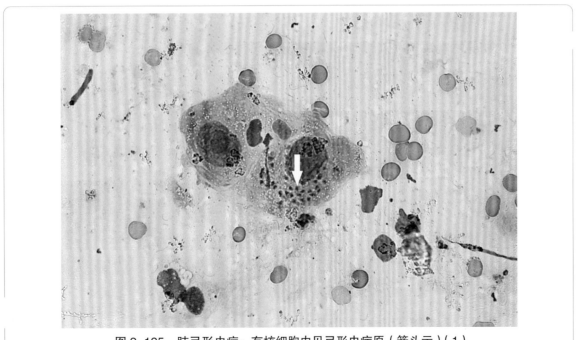

图 2-125　肺弓形虫病：有核细胞内见弓形虫病原（箭头示）（1）

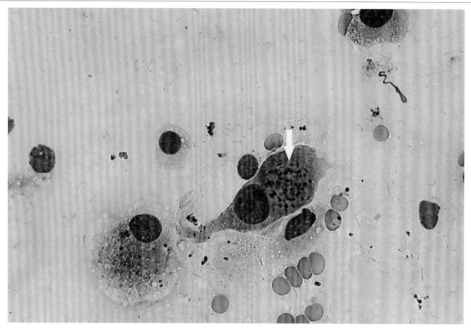

图 2-126　肺弓形虫病：有核细胞内见弓形虫病原（箭头示）（2）

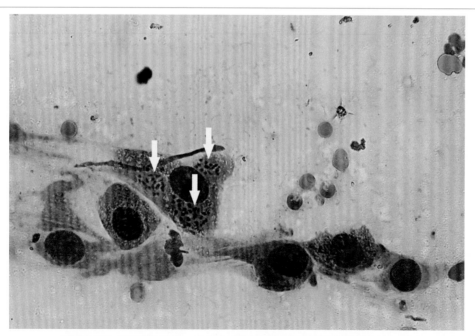

图 2-127　肺弓形虫病：有核细胞内见弓形虫病原（箭头示）（3）

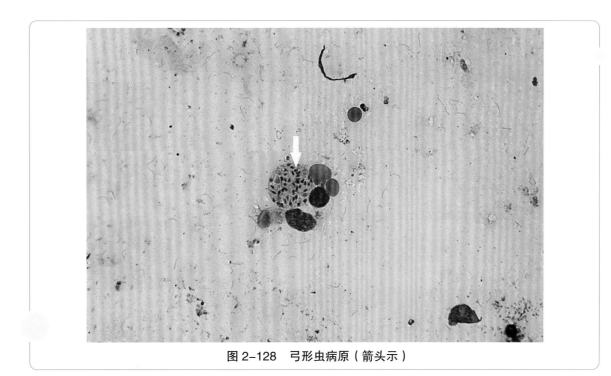

图 2-128　弓形虫病原（箭头示）

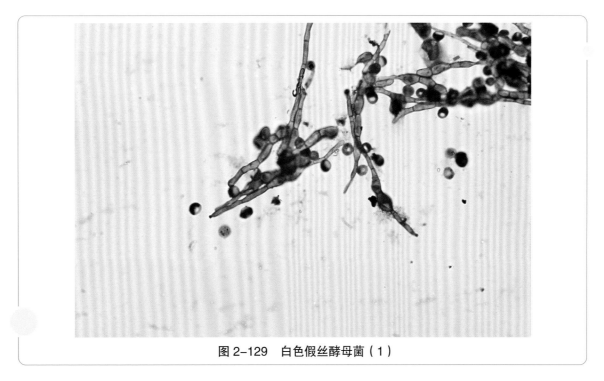

图 2-129　白色假丝酵母菌（1）

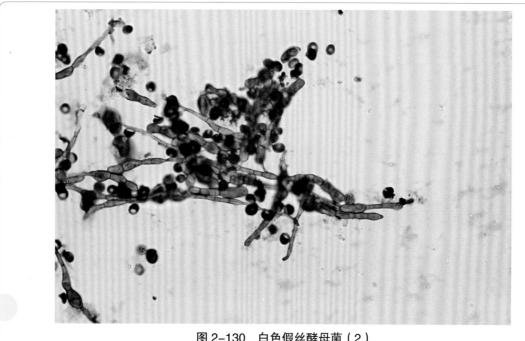

图 2-130　白色假丝酵母菌（2）

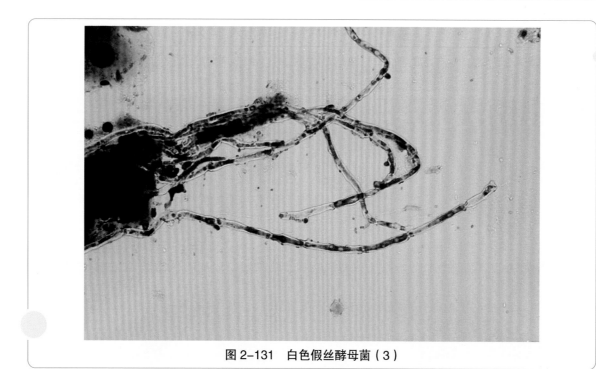

图 2-131　白色假丝酵母菌（3）

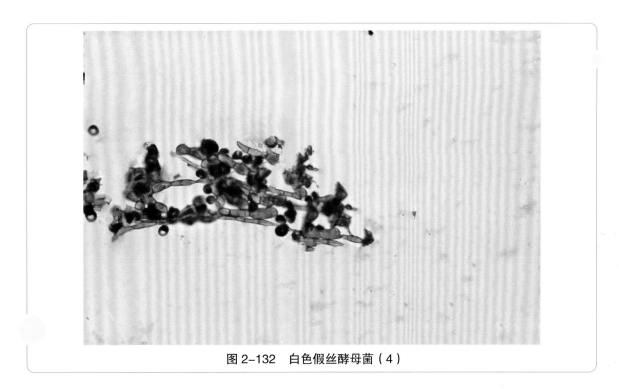

图 2-132　白色假丝酵母菌（4）

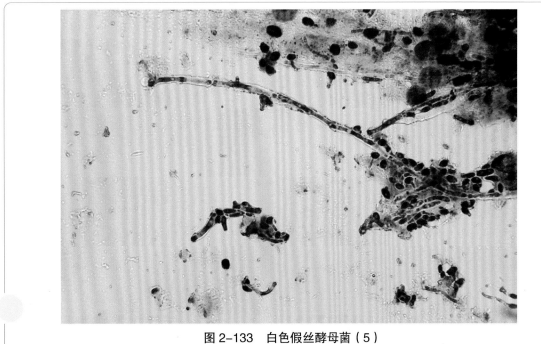

图 2-133　白色假丝酵母菌（5）

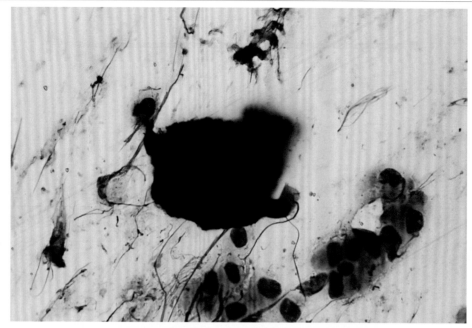

图 2-134 气管支气管淀粉样变，无定形物（1）

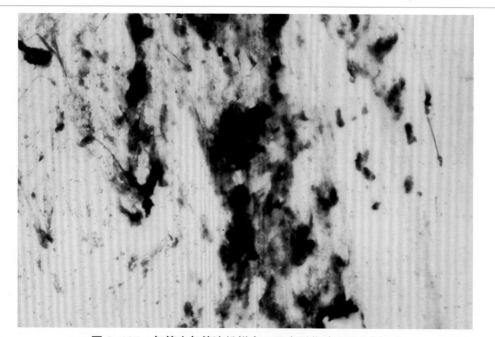

图 2-135 气管支气管淀粉样变，无定形物（400×）（2）

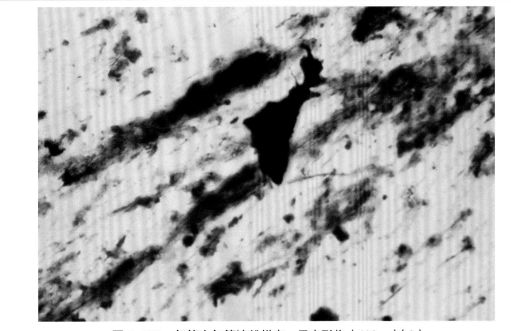

图 2-136　气管支气管淀粉样变，无定形物（400×）（3）

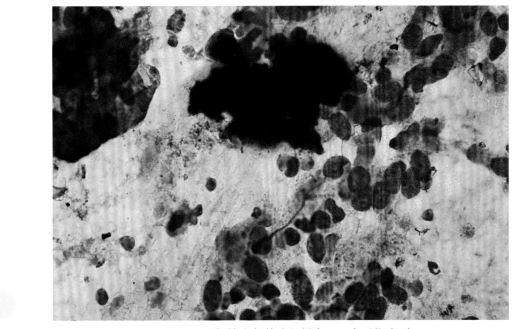

图 2-137　气管支气管淀粉样变，无定形物（4）

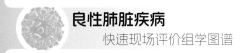

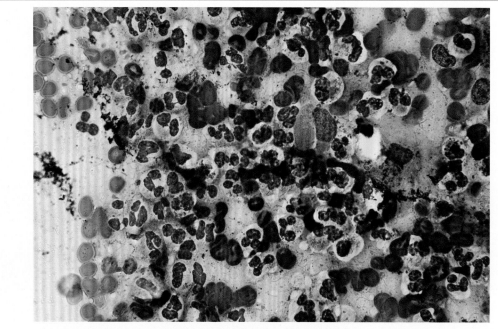

图 2-138　中性粒细胞吞噬细菌

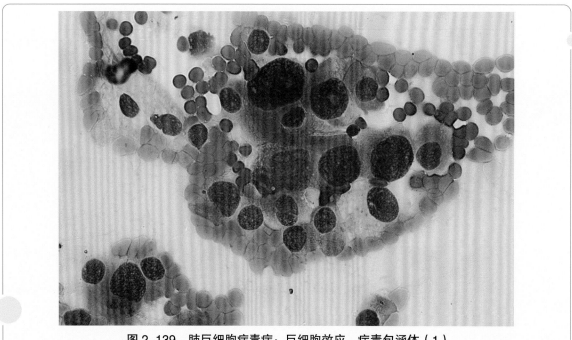

图 2-139　肺巨细胞病毒病：巨细胞效应，病毒包涵体（1）

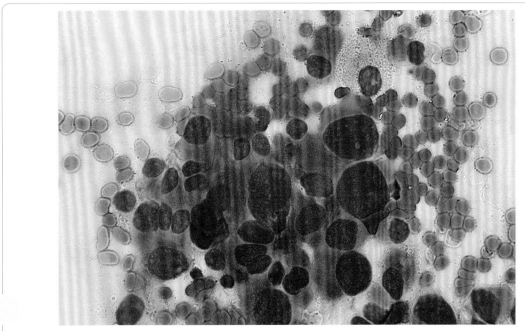

图 2-140　肺巨细胞病毒病：巨细胞效应，病毒包涵体（2）

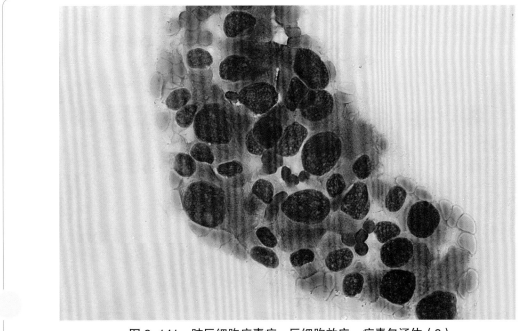

图 2-141　肺巨细胞病毒病：巨细胞效应，病毒包涵体（3）

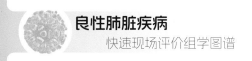

第九节　其他类型

一、ROSE制片不佳

ROSE 制片不符合要求，导致判读困难或判读结果无意义。

二、大致正常

仅见取材对应解剖部位的细胞（如气道上皮细胞）。

三、炎症

炎症缺乏特异性，且存在程度上的差异。取材对应解剖部位的细胞增生、退化、坏死、变性；或炎症细胞散在分布，如可见散在分布的中性粒细胞、活化淋巴细胞、浆细胞及过多肺泡巨噬细胞；浆细胞的出现，可能意味着炎症开始转为慢性。

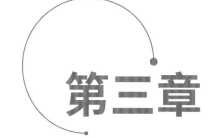

第三章

常见 ROSE 组学现象

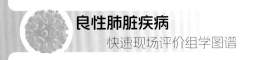

第一节 霉菌感染的"冯氏背景"

当临床与影像疑诊而活检或灌洗 ROSE 未见确切霉菌菌丝、孢子时，在 ROSE 同时具备以下特点时，应考虑可能存在霉菌感染：①嗜氰无定形物或碎片、碎粒（嗜氰）；②化脓性坏死性炎症（坏死）；③巨噬细胞、中性粒细胞胞质嗜氰或笔画感（笔画）。伴或不伴肉芽肿，即可见或不可见淋间类上皮细胞亚群。具备嗜氰、坏死、笔画，伴或不伴肉芽肿的细胞学背景称为霉菌感染的"冯氏背景"，如同时有支气管肺泡灌洗液半乳甘露聚糖抗原试验（galactomannan antigen test，GM test）的佐证，判读的把握就更加充足（图 3-1 ~ 图 3-8）。

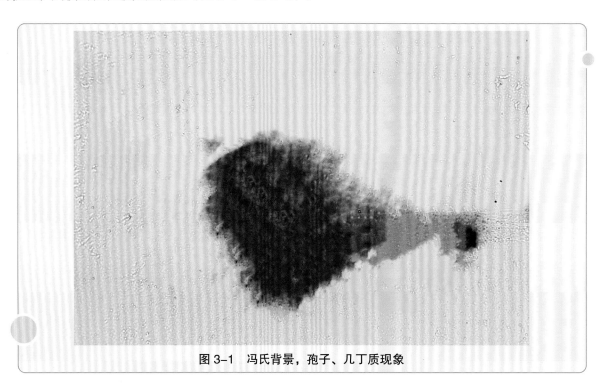

图 3-1 冯氏背景，孢子、几丁质现象

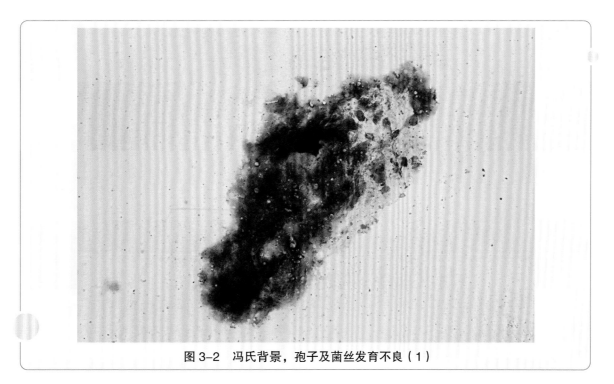

图 3-2 冯氏背景，孢子及菌丝发育不良（1）

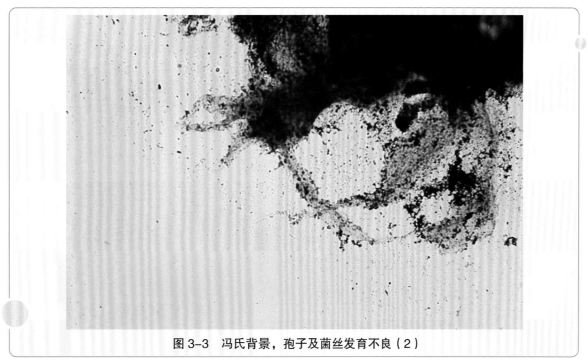

图 3-3 冯氏背景，孢子及菌丝发育不良（2）

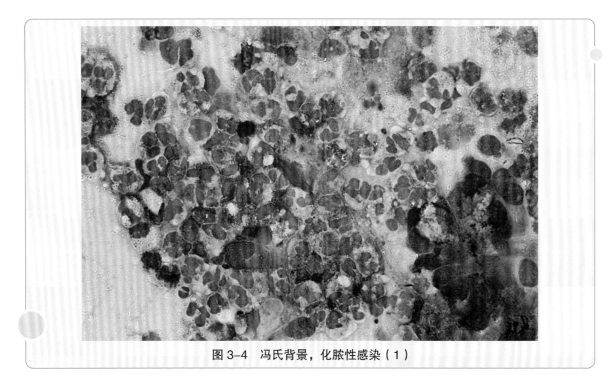

图 3-4 冯氏背景，化脓性感染（1）

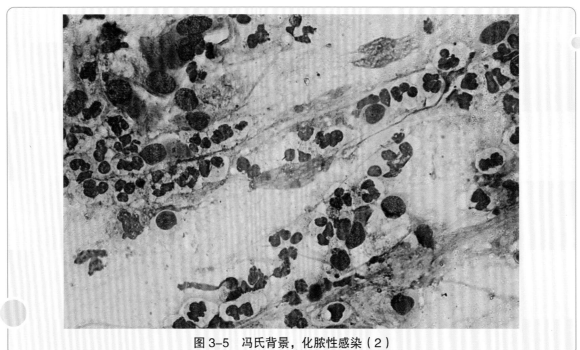

图 3-5 冯氏背景，化脓性感染（2）

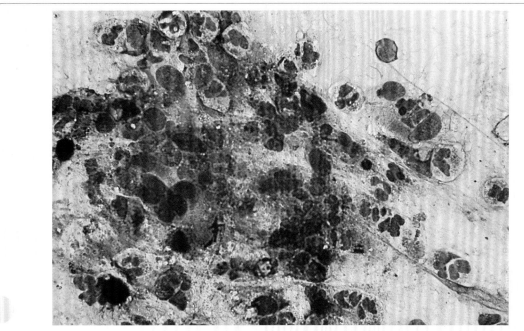

图 3-6 冯氏背景，化脓性感染（3）

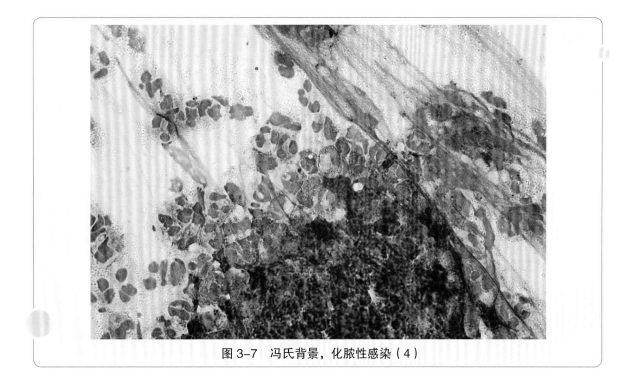

图 3-7 冯氏背景，化脓性感染（4）

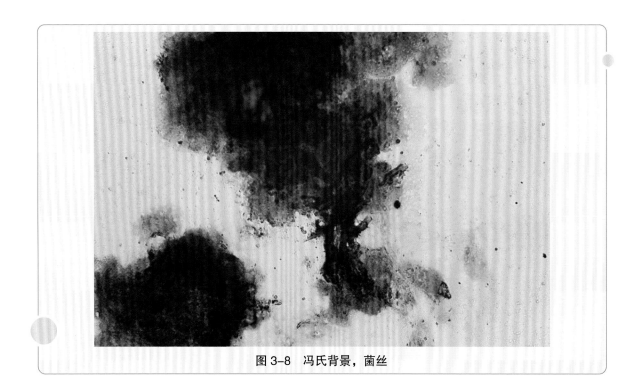

图 3-8 冯氏背景，菌丝

第二节　红细胞反向着色

在特殊微环境下，如 pH 值变化或浸有脂肪滴等，红细胞染色嗜中，不着色（图 3-9～图 3-13）。

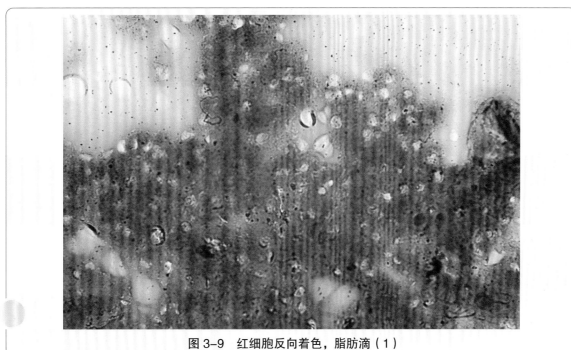

图 3-9　红细胞反向着色，脂肪滴（1）

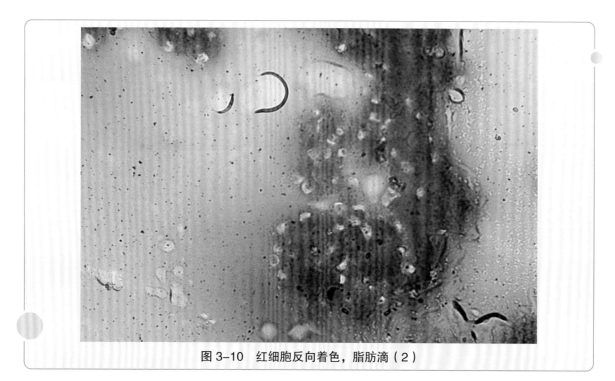

图 3-10　红细胞反向着色，脂肪滴（2）

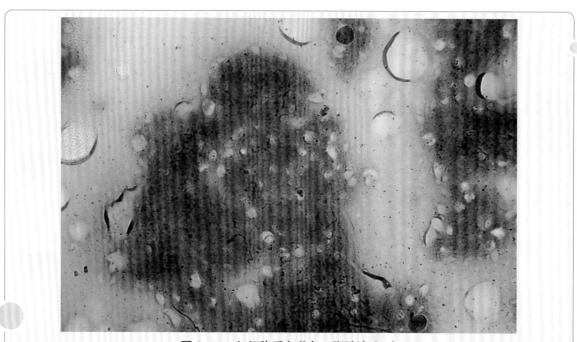

图 3-11　红细胞反向着色，脂肪滴（3）

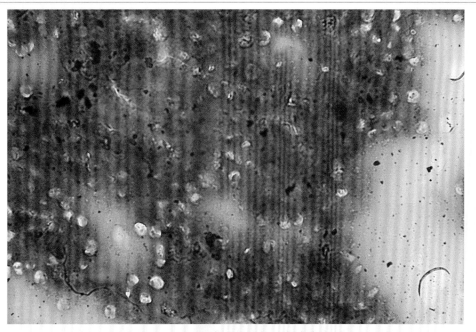

图 3-12　红细胞反向着色，脂肪滴（4）

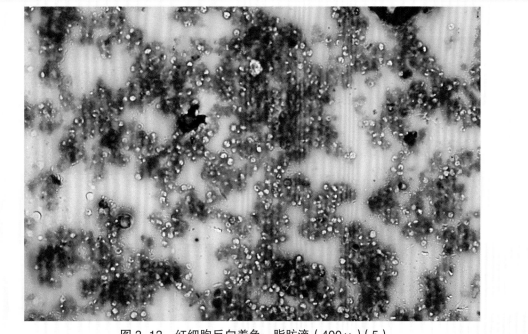

图 3-13　红细胞反向着色，脂肪滴（400×）（5）

第三节　红细胞过度着色

在特殊微环境下，如肉芽肿、嗜酸性坏死、角化、浆液等，红细胞染色过度嗜酸（图 3-14 ~ 图 3-18）。

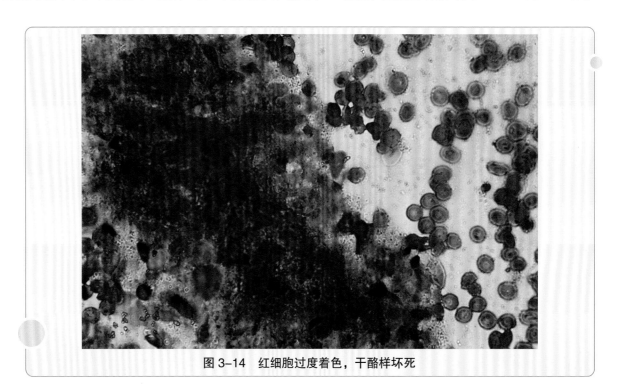

图 3-14　红细胞过度着色，干酪样坏死

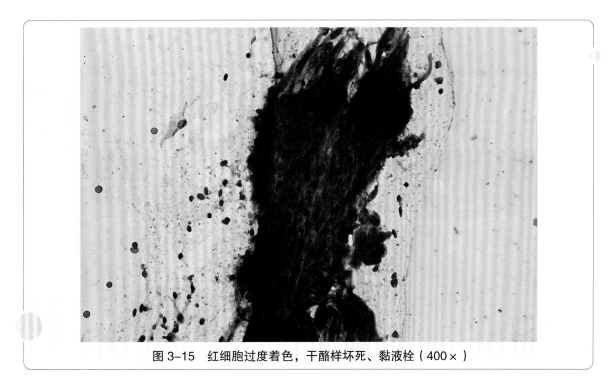

图 3-15 红细胞过度着色，干酪样坏死、黏液栓（400×）

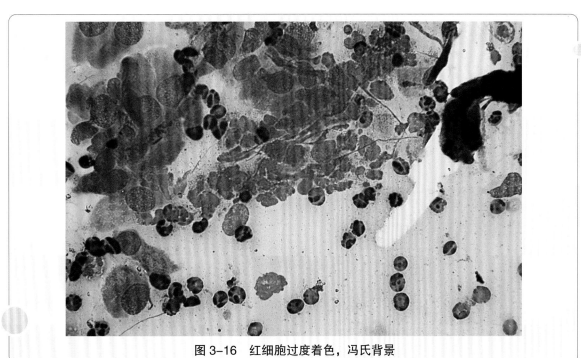

图 3-16 红细胞过度着色，冯氏背景

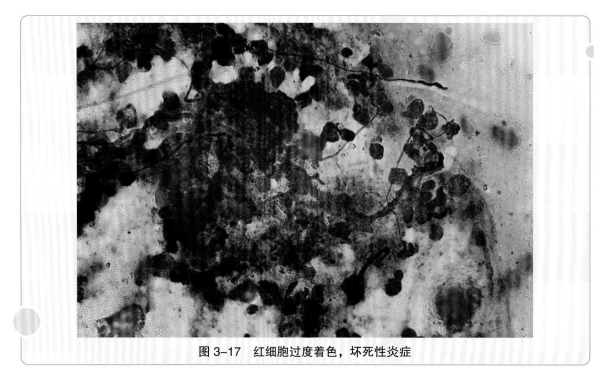

图 3-17 红细胞过度着色，坏死性炎症

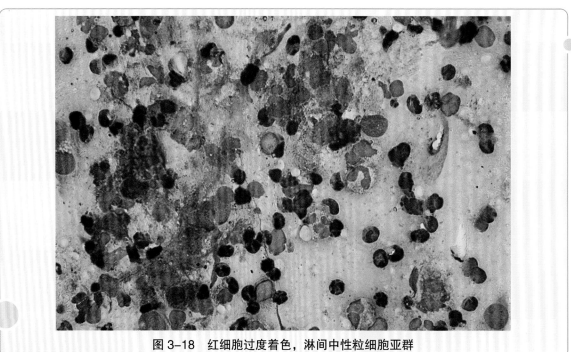

图 3-18 红细胞过度着色，淋间中性粒细胞亚群

第四节 干酪样坏死

嗜酸性浆液背景，细胞成分不可分辨，或很少见到完整细细胞核，多见于肺结核病（图 3-19 ~ 图 3-27）。

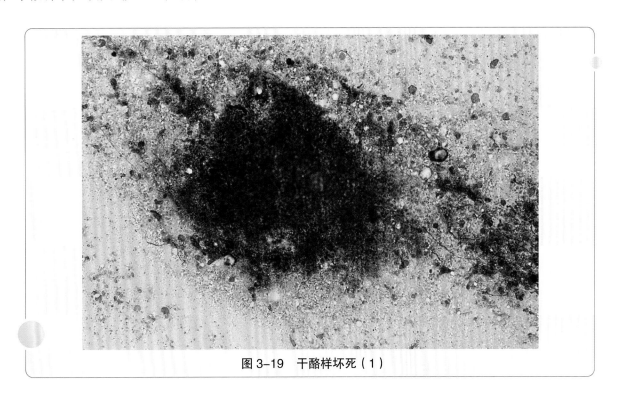

图 3-19 干酪样坏死（1）

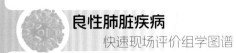

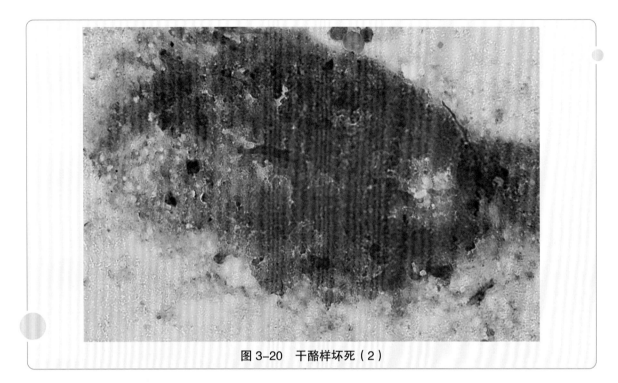

图 3-20　干酪样坏死（2）

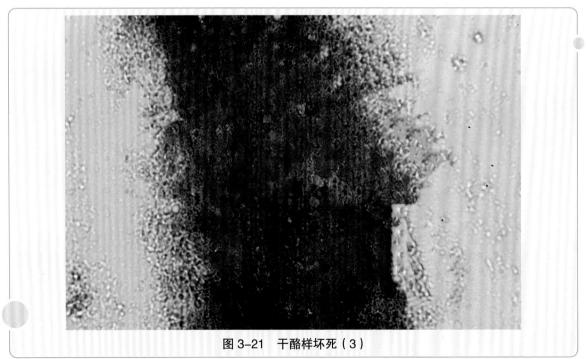

图 3-21　干酪样坏死（3）

图 3-22 干酪样坏死（4）

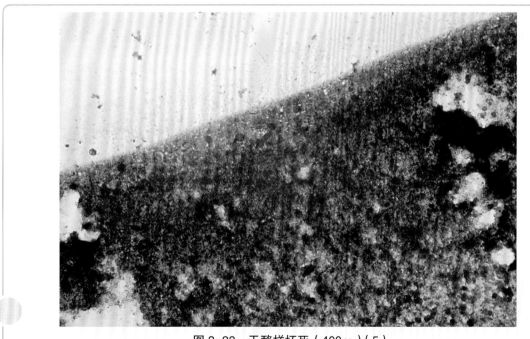

图 3-23 干酪样坏死（400×）（5）

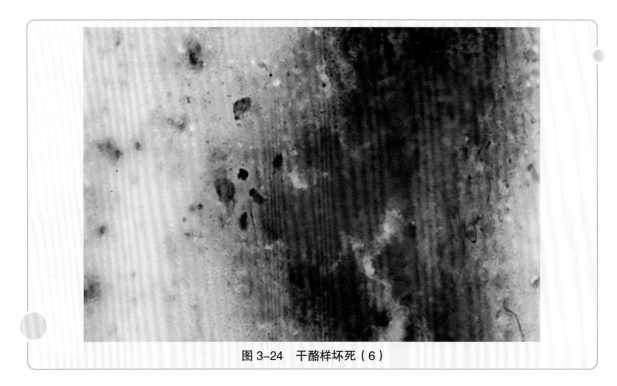

图 3-24　干酪样坏死（6）

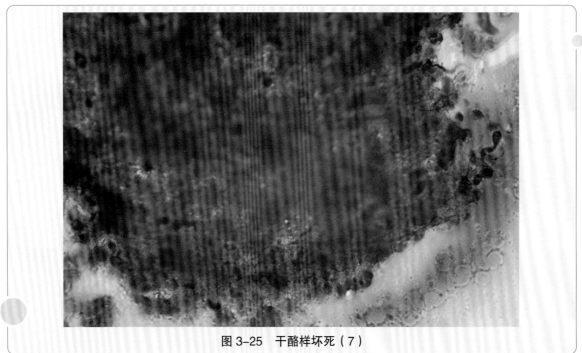

图 3-25　干酪样坏死（7）

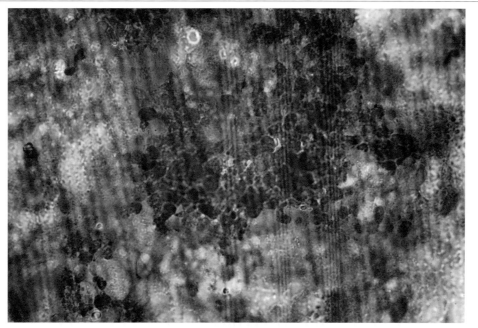

图 3-26　干酪样坏死（8）

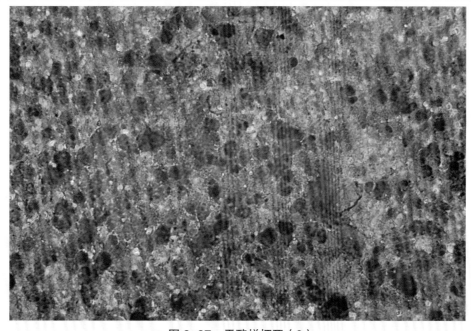

图 3-27　干酪样坏死（9）

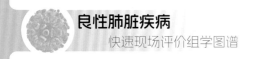

第五节　向日葵样排列

在如机化状态等的 ROSE 组学中，泡沫样巨噬细胞聚集成团，并呈向心样排列，形似向日葵，可伴有巨噬细胞部分转化为组织细胞，可伴有激活淋巴细胞、肌成纤维细胞（图 3-28 ～图 3-30）。

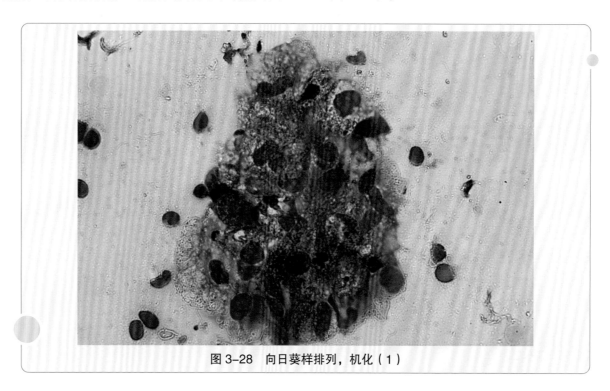

图 3-28　向日葵样排列，机化（1）

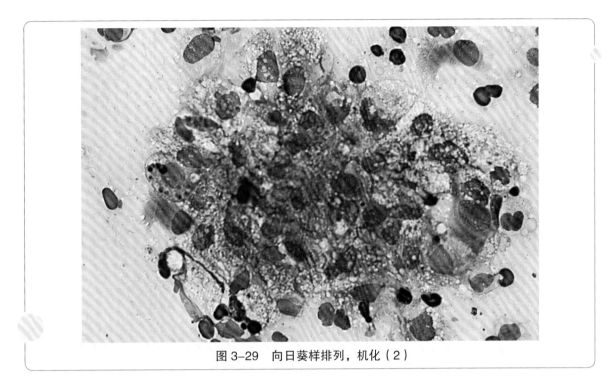

图 3-29　向日葵样排列，机化（2）

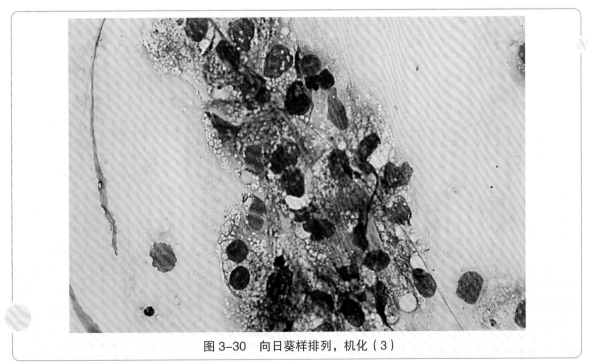

图 3-30　向日葵样排列，机化（3）

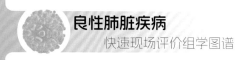
第六节　Ⅱ型肺泡上皮细胞空泡样变

　　Ⅱ型肺泡上皮细胞在炎症（如病毒感染等）的 ROSE 组学中，胞质内出现较多细致、干净的小空泡，伴或不伴Ⅱ型肺泡上皮细胞增生（图 3-31）。

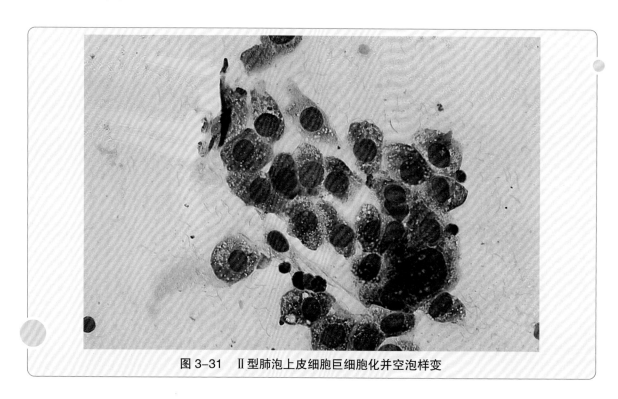

图 3-31　Ⅱ型肺泡上皮细胞巨细胞化并空泡样变

第七节　纤毛柱状上皮细胞断裂/刷细胞断裂

　　某些病毒（如腺病毒、呼吸道合胞病毒）感染时，可见纤毛柱状上皮细胞或刷细胞出现断裂线或直接断裂，一般细胞核与胞质梭形尾部断于一端，柱形胞质与纤毛或绒毛断于另一端（图 3-32 ~ 图 3-34）。

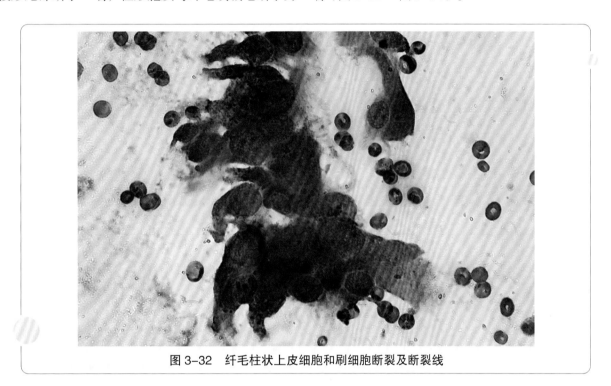

图 3-32　纤毛柱状上皮细胞和刷细胞断裂及断裂线

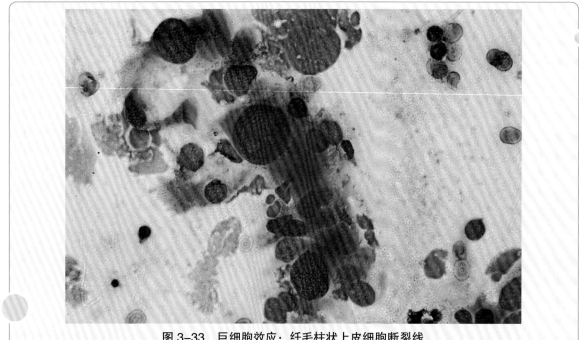

图 3-33　巨细胞效应：纤毛柱状上皮细胞断裂线

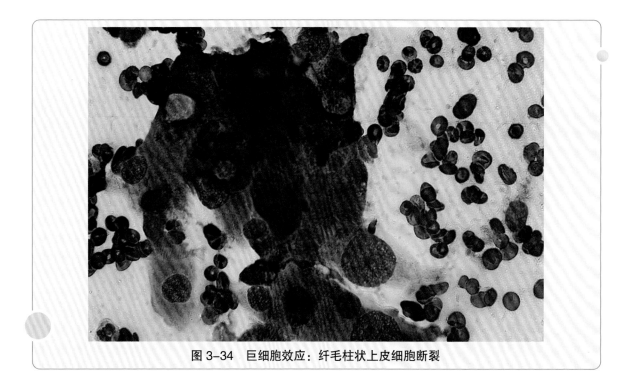

图 3-34　巨细胞效应：纤毛柱状上皮细胞断裂

第八节　夏科-莱登结晶

夏科-莱登结晶（charcot-Leyden crystal）无色透明的菱形指南针样，其两端尖长，大小不等，折光性强，是嗜酸性粒细胞破裂后其内的嗜酸性颗粒结晶而成。常见于变态反应性支气管肺曲霉病（allergic bronchopulmonary aspergillosis，ABPA）或支气管哮喘，常与嗜酸性粒细胞、嗜碱性粒细胞及淋巴细胞等共分布（图 3-35 ~ 图 3-42）。

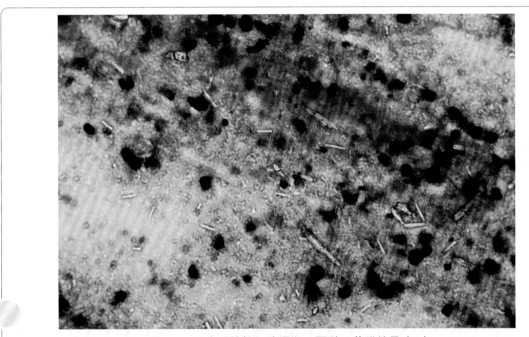

图 3-35　嗜碱性粒细胞浸润、夏科-莱登结晶（1）

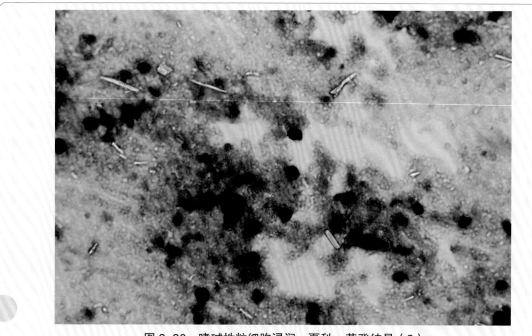

图 3-36 嗜碱性粒细胞浸润、夏科 – 莱登结晶（2）

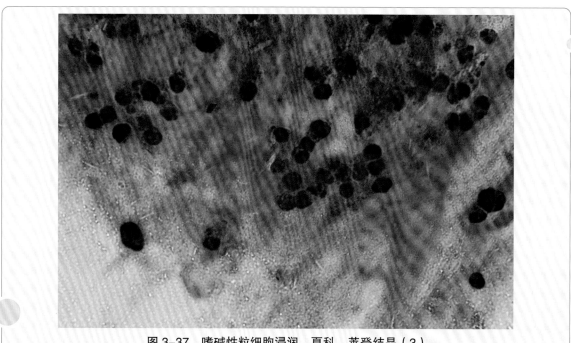

图 3-37 嗜碱性粒细胞浸润、夏科 – 莱登结晶（3）

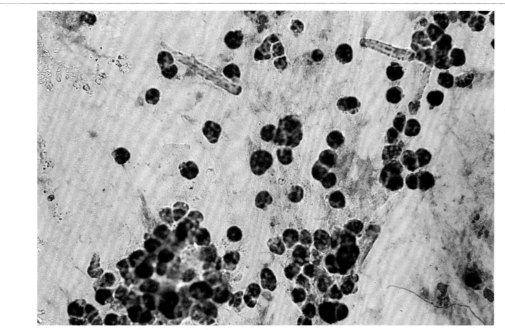

图 3-38　嗜碱性粒细胞浸润、夏科 – 莱登结晶（4）

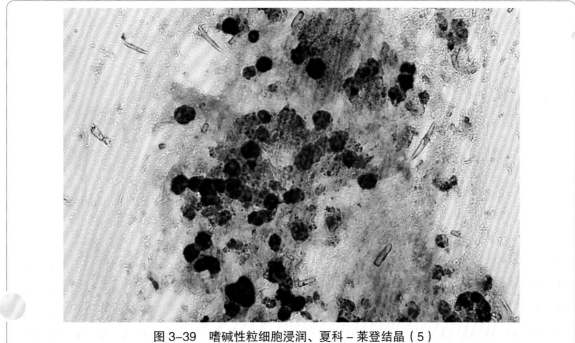

图 3-39　嗜碱性粒细胞浸润、夏科 – 莱登结晶（5）

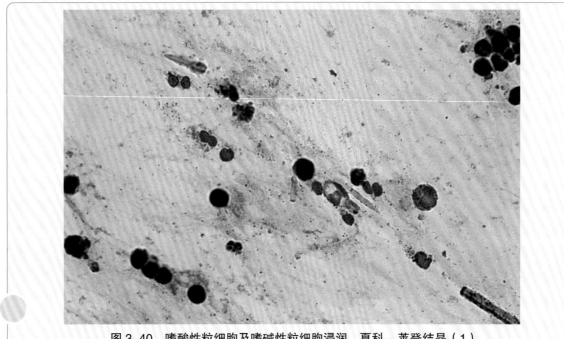

图 3-40 嗜酸性粒细胞及嗜碱性粒细胞浸润、夏科 – 莱登结晶（1）

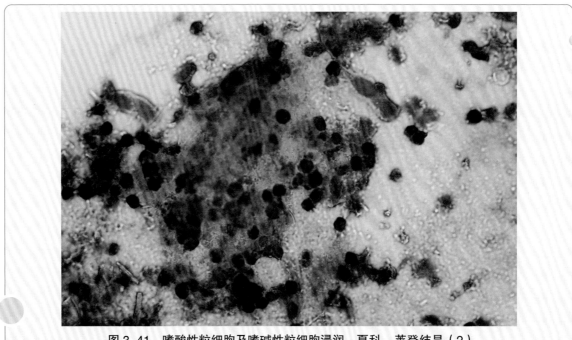

图 3-41 嗜酸性粒细胞及嗜碱性粒细胞浸润、夏科 – 莱登结晶（2）

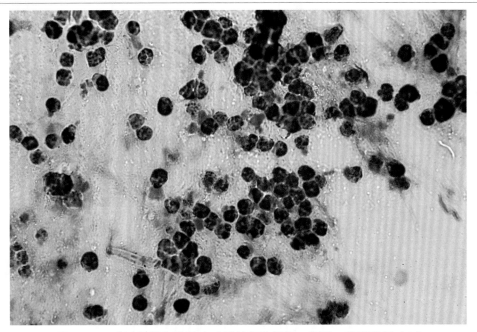

图 3-42 嗜酸性粒细胞及嗜碱性粒细胞浸润、夏科 – 莱登结晶（3）

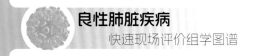

第九节　成纤维细胞栓

　　成纤维细胞栓是由肌成纤维细胞、成纤维细胞、淋巴细胞和组织细胞密集排列构成，一般见于可进展为纤维化的机化状态，如病毒感染后（如 COVID-19）的间质改变、进展型肺纤维化等（图 3-43 ～图 3-49）。

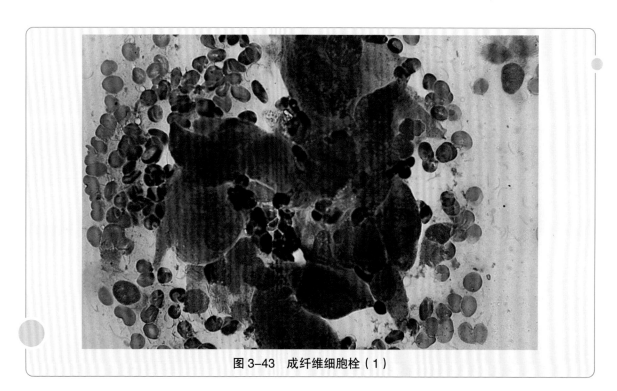

图 3-43　成纤维细胞栓（1）

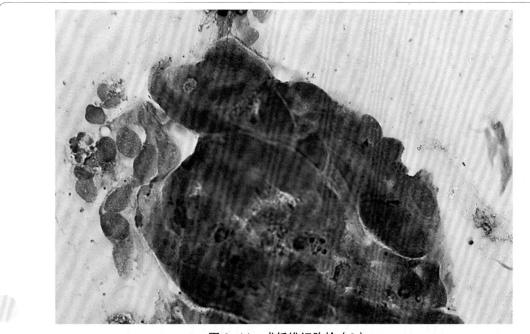

图 3-44　成纤维细胞栓（2）

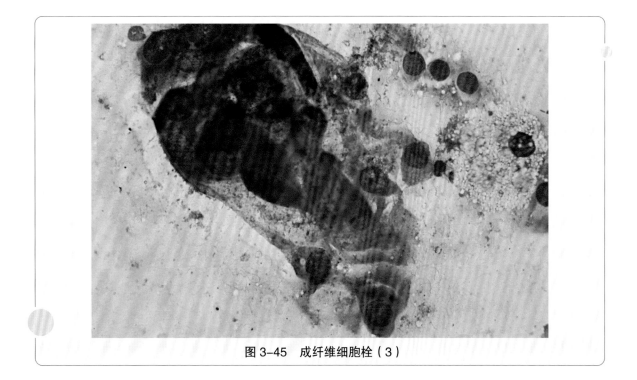

图 3-45　成纤维细胞栓（3）

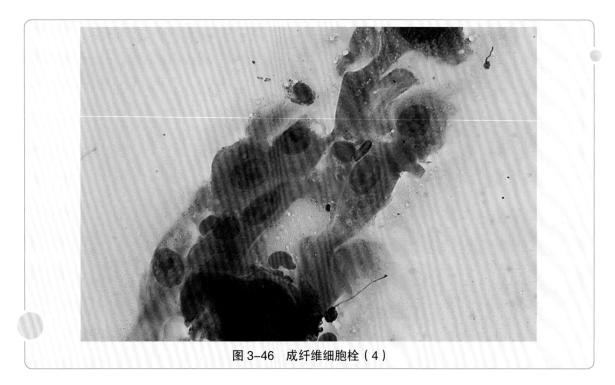

图 3-46　成纤维细胞栓（4）

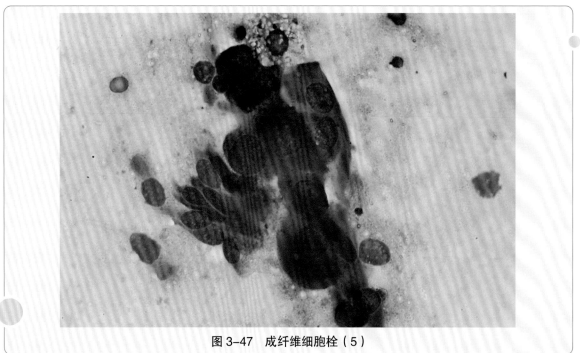

图 3-47　成纤维细胞栓（5）

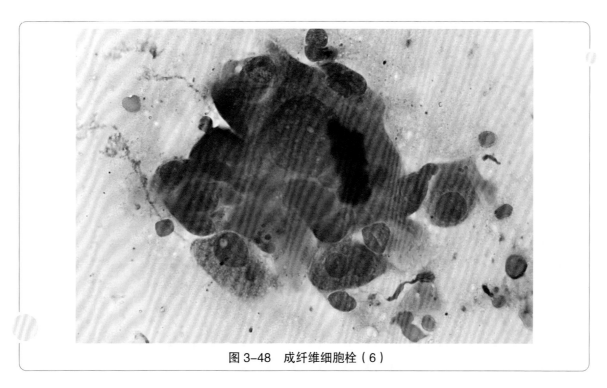

图 3-48　成纤维细胞栓（6）

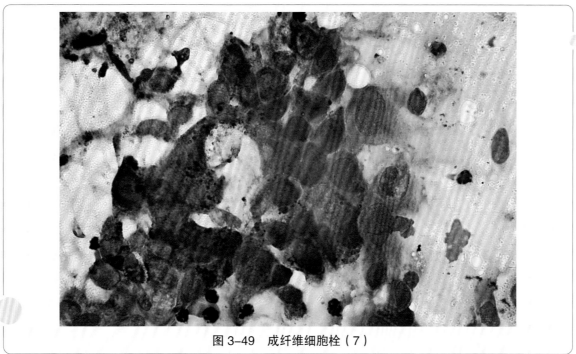

图 3-49　成纤维细胞栓（7）

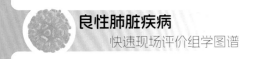

第十节　耶氏肺孢子菌滋养体

　　泡沫样无定形物，整体嗜中性偏酸，散在嗜碱性碎颗粒。其细胞学背景可依病程为机化型或纤维化型等。其中，耶氏肺孢子菌包囊多与耶氏肺孢子菌滋养体并存，圆形，直径 1 ~ 3 μm，整体嗜中性偏酸，内见数枚嗜碱性颗粒（常为 4 ~ 8 枚香蕉形颗粒）（图 3-50 ~ 图 3-55）。

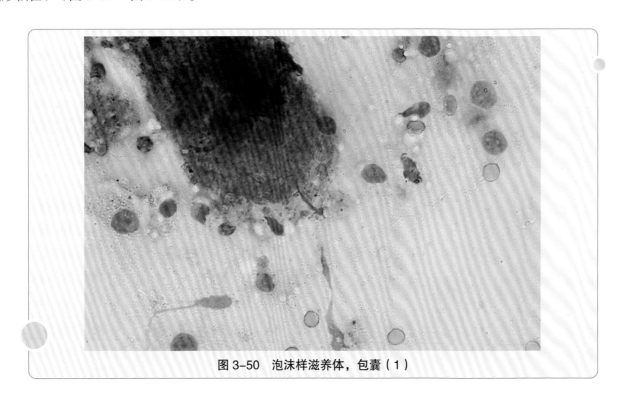

图 3-50　泡沫样滋养体，包囊（1）

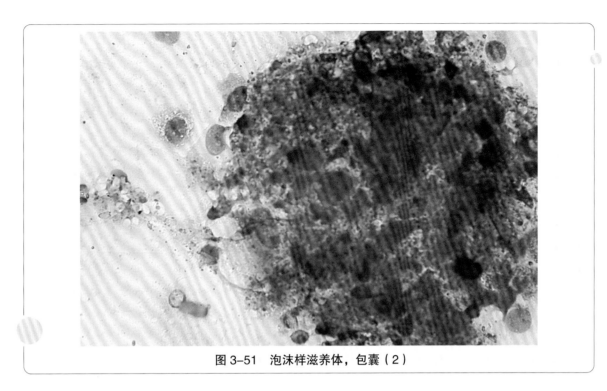

图 3-51　泡沫样滋养体，包囊（2）

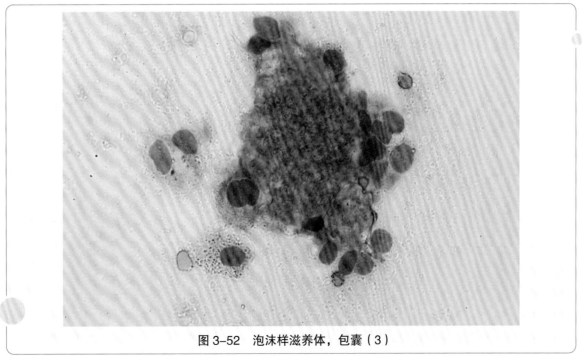

图 3-52　泡沫样滋养体，包囊（3）

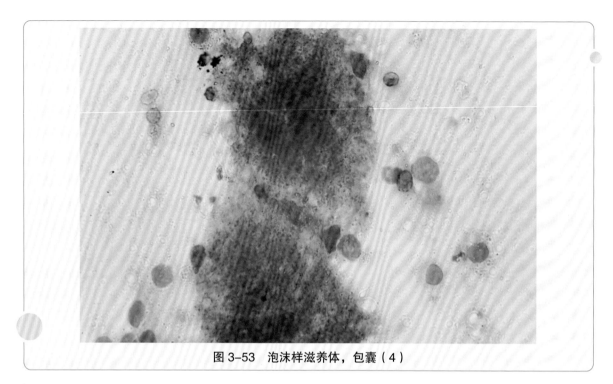

图 3-53 泡沫样滋养体，包囊（4）

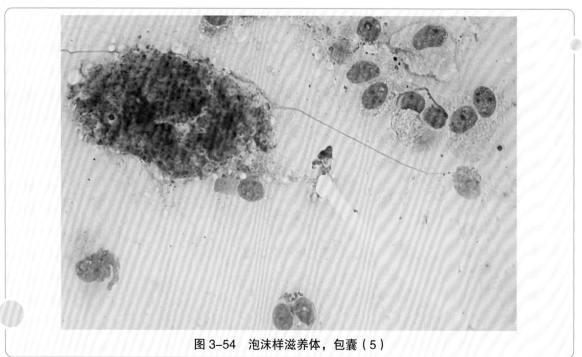

图 3-54 泡沫样滋养体，包囊（5）

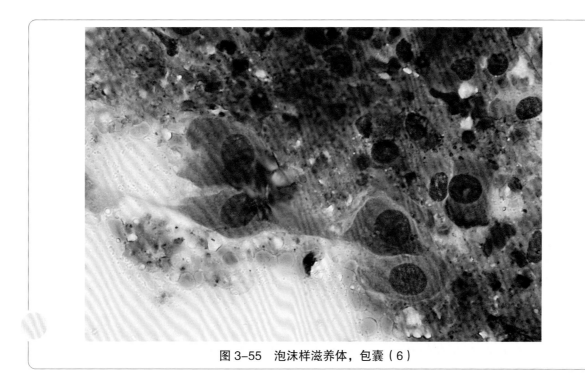

图 3-55　泡沫样滋养体，包囊（6）

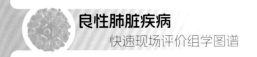

第十一节　组织细胞亚群

淋间类上皮细胞亚群发育的方向是肉芽肿，前者是由淋间组织细胞亚群发育而来的。淋间组织细胞亚群在缺乏淋巴细胞的情况下，呈现为单纯组织细胞亚群，此时需与机化鉴别（图 3-56 ~ 图 3-58）。

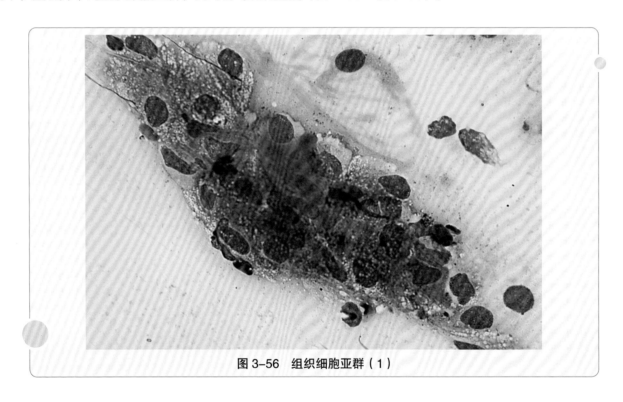

图 3-56　组织细胞亚群（1）

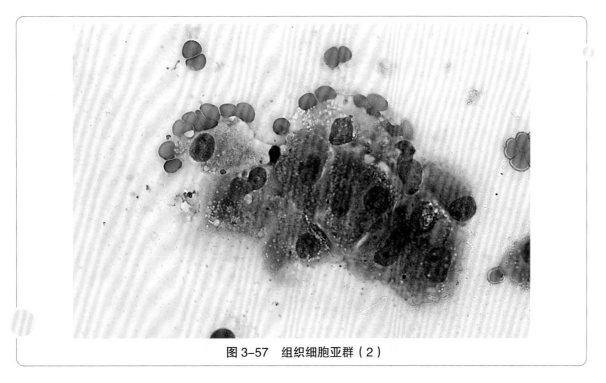

图 3-57　组织细胞亚群（2）

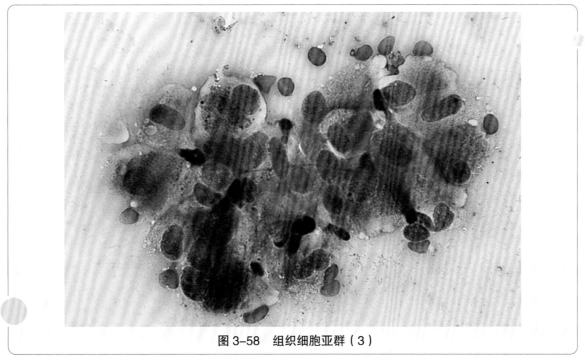

图 3-58　组织细胞亚群（3）

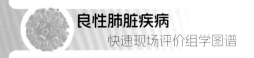
第十二节 几丁质现象

霉菌感染时，可见长度为数微米的直线或折线形透明折光体，为霉菌合成的几丁质，或者较多几丁质改变了渗出液 pH 值以后形成散在片状透明折光结晶体，称几丁质现象（图 3-59 ~ 图 3-66）。

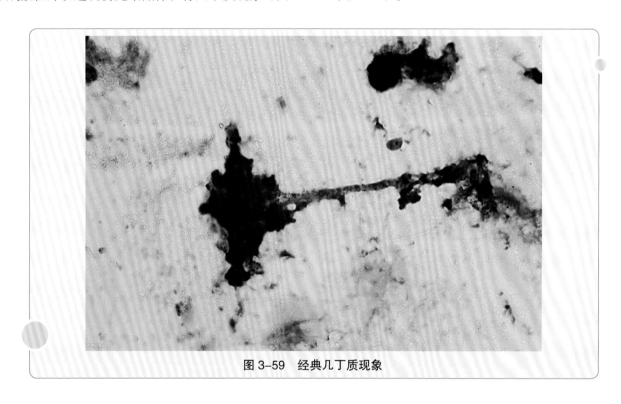

图 3-59 经典几丁质现象

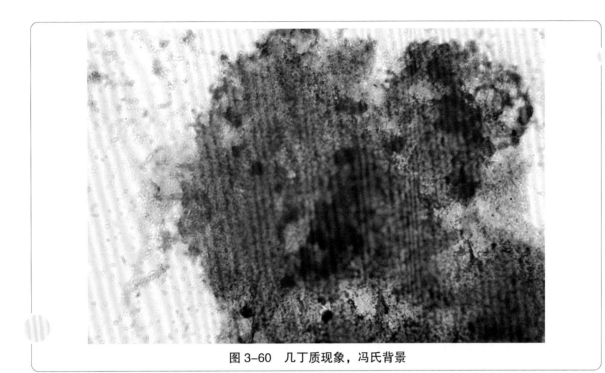

图 3-60　几丁质现象，冯氏背景

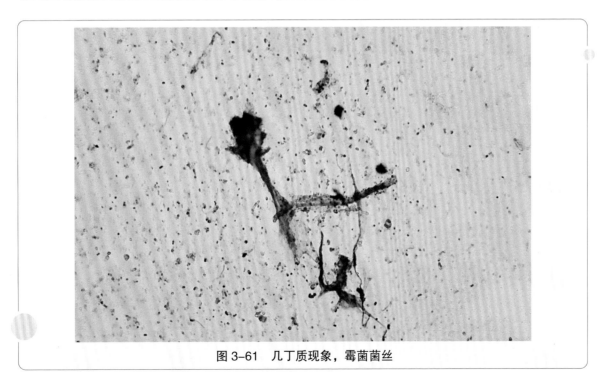

图 3-61　几丁质现象，霉菌菌丝

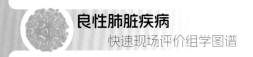

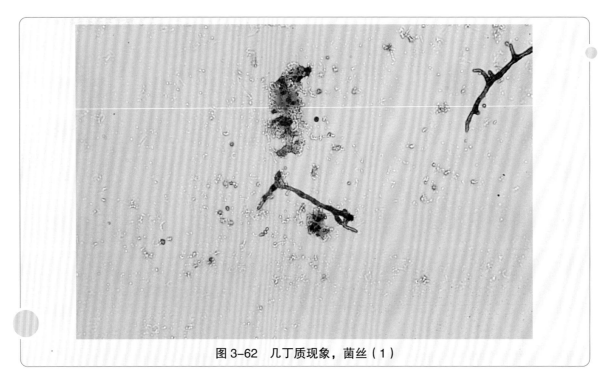

图 3-62 几丁质现象，菌丝（1）

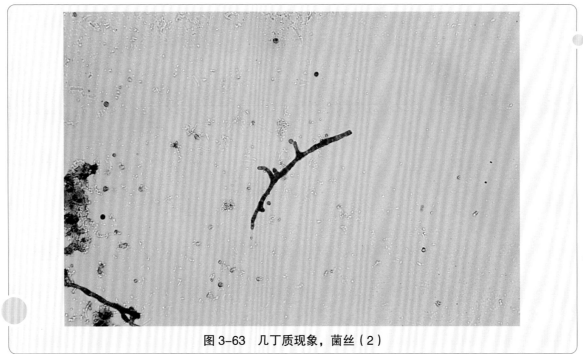

图 3-63 几丁质现象，菌丝（2）

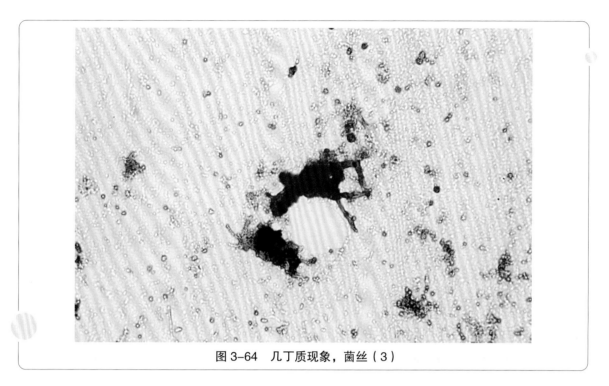

图 3-64 几丁质现象，菌丝（3）

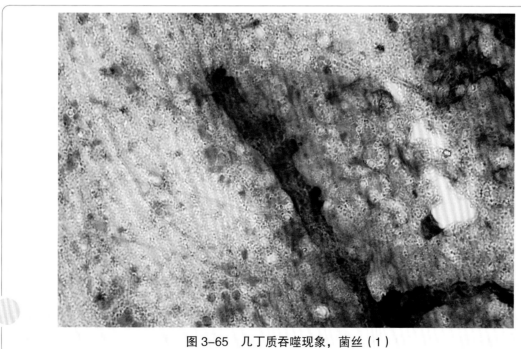

图 3-65 几丁质吞噬现象，菌丝（1）

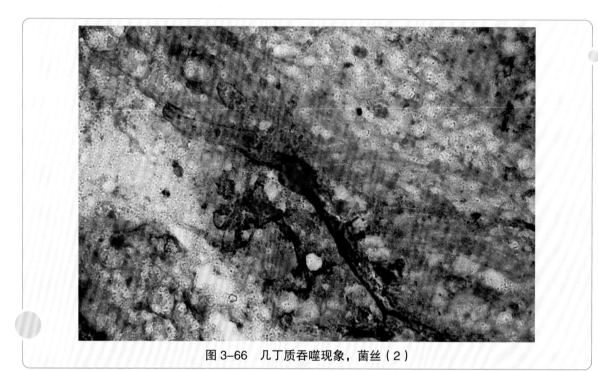

图 3-66 几丁质吞噬现象，菌丝（2）

第十三节　絮状坏死脓液背景

液性嗜酸背景，坏死物呈絮状，为碎裂细胞器或病原，分布较多炎症细胞，如中性粒细胞、淋巴细胞等，提示细菌性化脓性感染（图 3-67 ~ 图 3-69）。

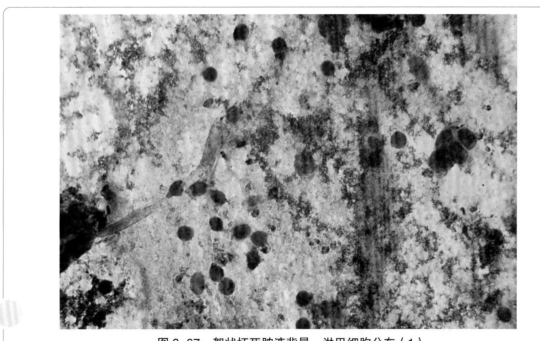

图 3-67　絮状坏死脓液背景，淋巴细胞分布（1）

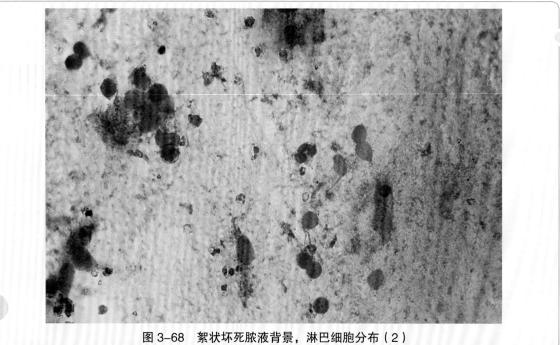

图 3-68 絮状坏死脓液背景，淋巴细胞分布（2）

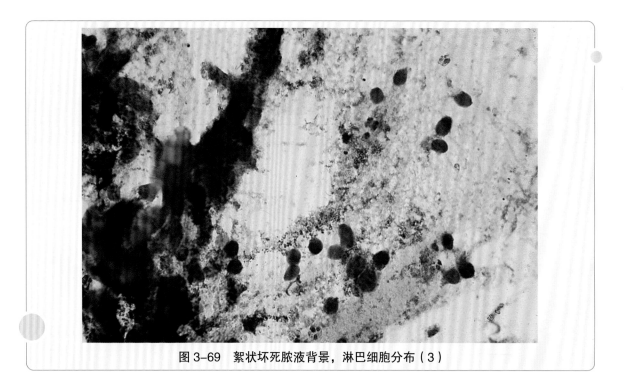

图 3-69 絮状坏死脓液背景，淋巴细胞分布（3）

第十四节 Ⅱ型肺泡上皮细胞形成大结构

Ⅱ型肺泡上皮细胞可以镶嵌形成结构,但Ⅱ型肺泡上皮细胞作为Ⅰ型肺泡上皮细胞的"角落细胞""交界点细胞"或者"节点细胞",往往形成的结构较小,常见数个Ⅱ型肺泡上皮细胞镶嵌形成结构。超过 10 个Ⅱ型肺泡上皮细胞镶嵌形成的较大结构,称为Ⅱ型肺泡上皮细胞形成大结构,代表Ⅱ型肺泡上皮细胞增生(图 3-70)。

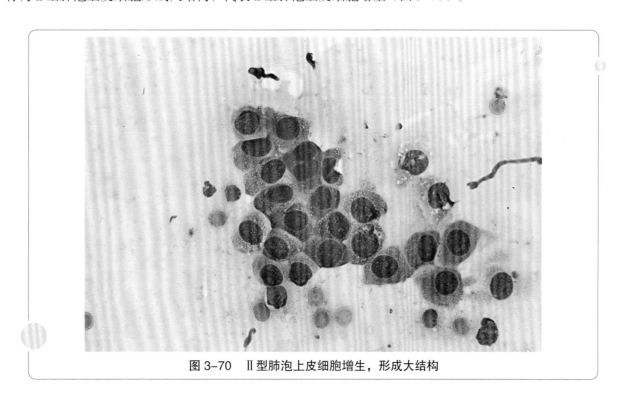

图 3-70 Ⅱ型肺泡上皮细胞增生,形成大结构

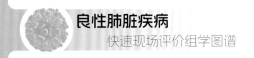

第十五节　COVID-19的ROSE组学

　　COVID-19的ROSE组学与一般病毒性肺炎相似，也存在Ⅱ型肺泡上皮细胞增生。其所特有的组学包括机化和以单核细胞分布为特征的炎症。而这种以单核细胞分布为特征的炎症又需要与支原体肺炎、军团菌肺炎、鹦鹉热等非典型肺炎鉴别（图3-71～图3-81）。

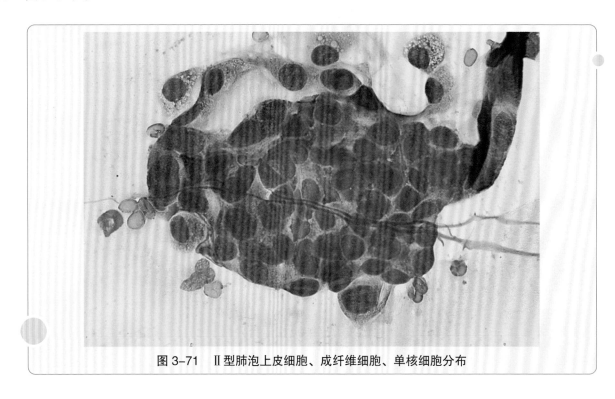

图3-71　Ⅱ型肺泡上皮细胞、成纤维细胞、单核细胞分布

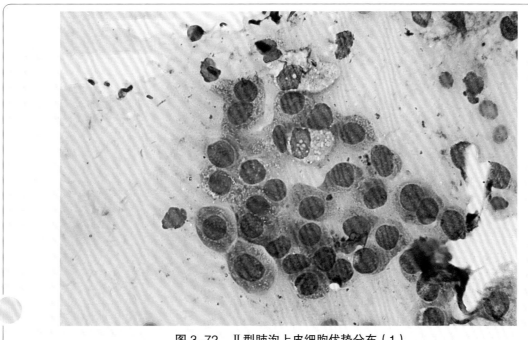

图 3-72　Ⅱ型肺泡上皮细胞优势分布（1）

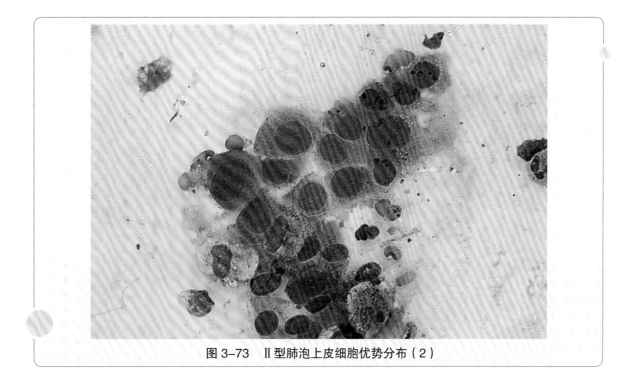

图 3-73　Ⅱ型肺泡上皮细胞优势分布（2）

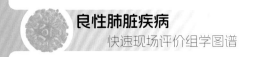

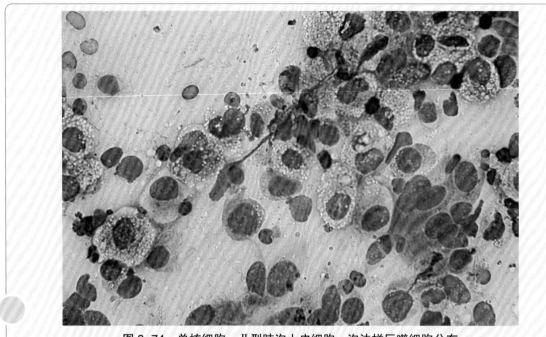

图 3-74　单核细胞、Ⅱ型肺泡上皮细胞、泡沫样巨噬细胞分布

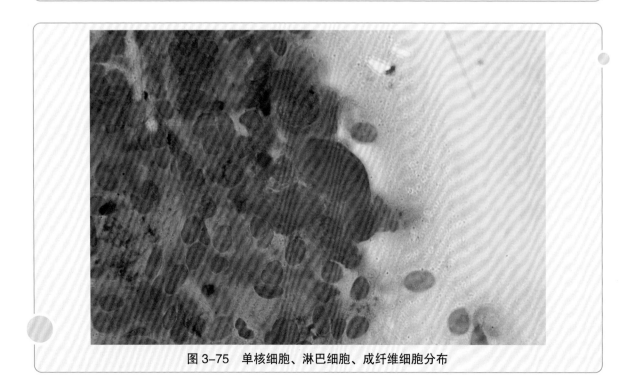

图 3-75　单核细胞、淋巴细胞、成纤维细胞分布

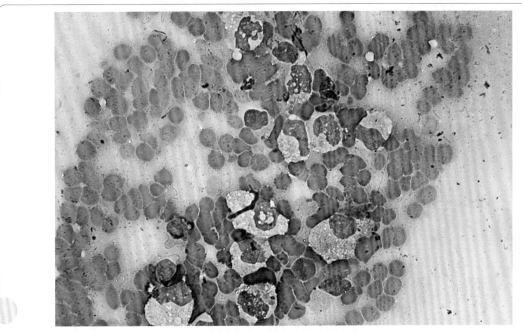

图 3-76 单核细胞优势分布

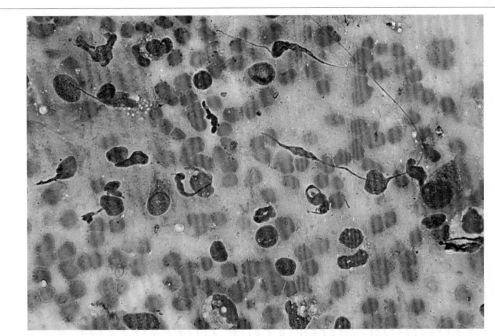

图 3-77 淋巴细胞、单核细胞分布

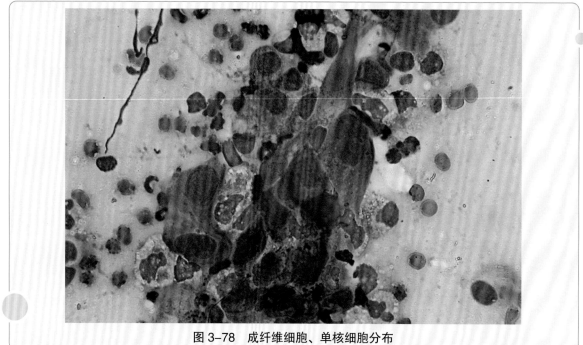

图 3-78　成纤维细胞、单核细胞分布

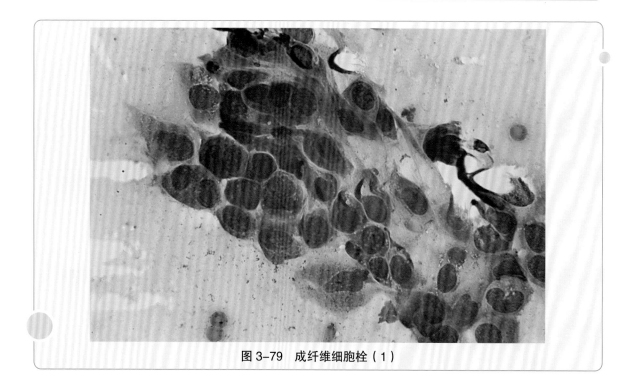

图 3-79　成纤维细胞栓（1）

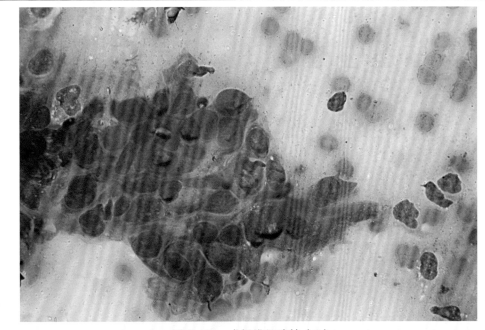

图 3-80　成纤维细胞栓（2）

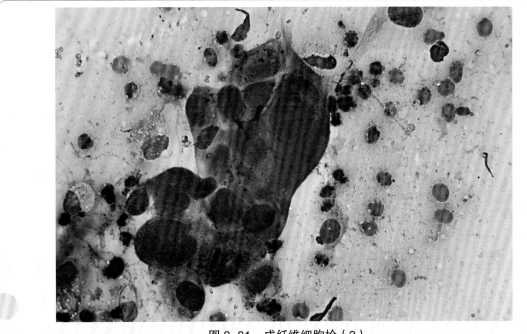

图 3-81　成纤维细胞栓（3）

第十六节 高分泌表型

支气管扩张症等疾病状态时，ROSE 组学示较多杯状细胞集中分布，提示高分泌表型（图 3-82 ~ 图 3-84）。

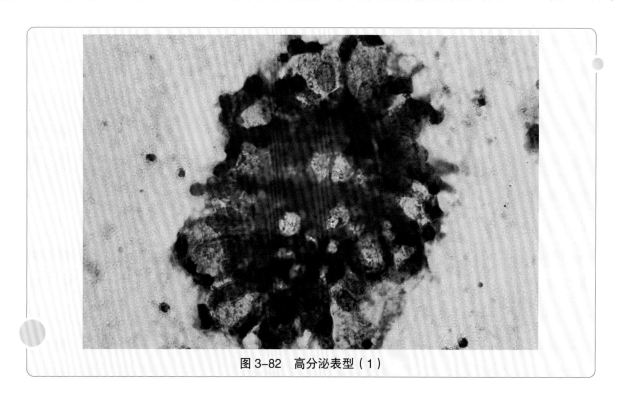

图 3-82 高分泌表型（1）

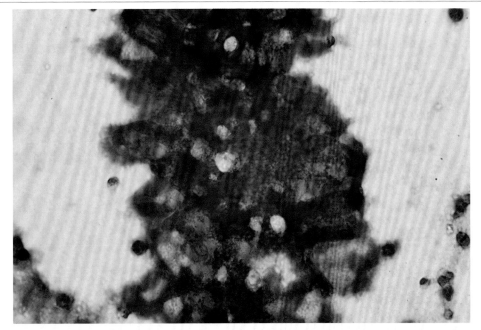

图 3-83　高分泌表型（2）

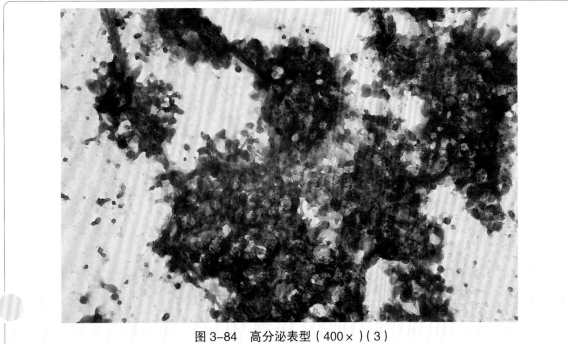

图 3-84　高分泌表型（400×）（3）

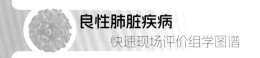

第十七节　坏死性炎症浆液背景

　　嗜酸性浆液背景中充斥较多坏死无定形物、坏死细胞残核碎影，以及纤维粘连蛋白束等，称为坏死性炎症浆液背景（图 3-85 ~ 图 3-89）。

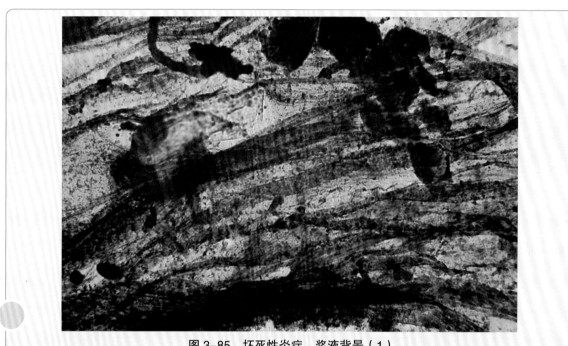

图 3-85　坏死性炎症，浆液背景（1）

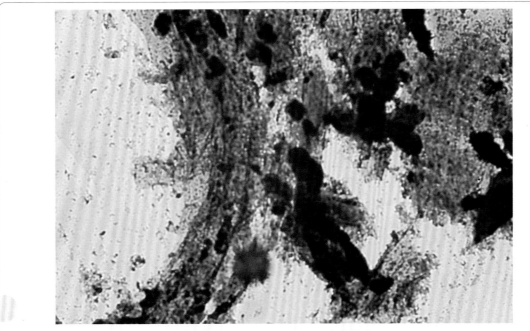

图 3-86　坏死性炎症，浆液背景（2）

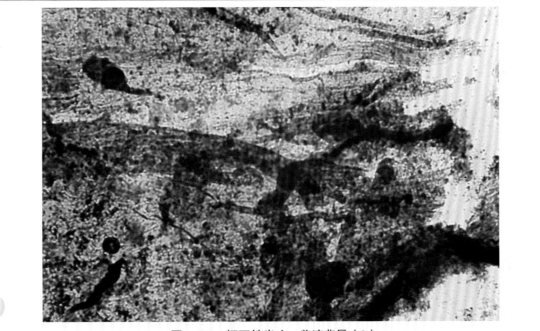

图 3-87　坏死性炎症，浆液背景（3）

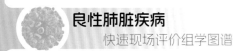

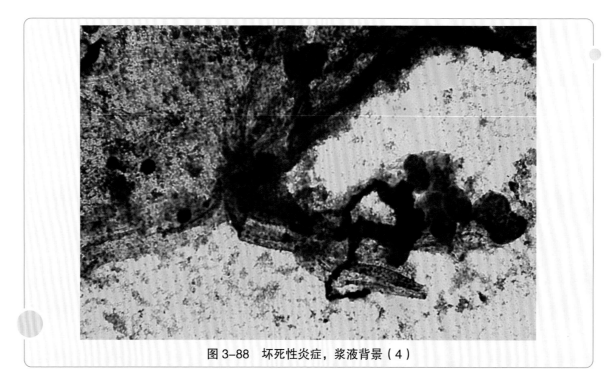

图 3-88 坏死性炎症，浆液背景（4）

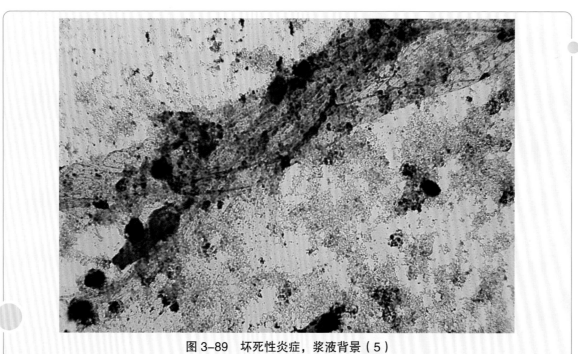

图 3-89 坏死性炎症，浆液背景（5）

第十八节　淋巴细胞优势分布伴坏死

　　肺结核病、非结核分枝杆菌病等时，类上皮细胞亚群与肉芽肿不典型而坏死较明显时，可形成淋巴细胞优势分布伴坏死的 ROSE 组学表现（图 3-90 ～图 3-94）。

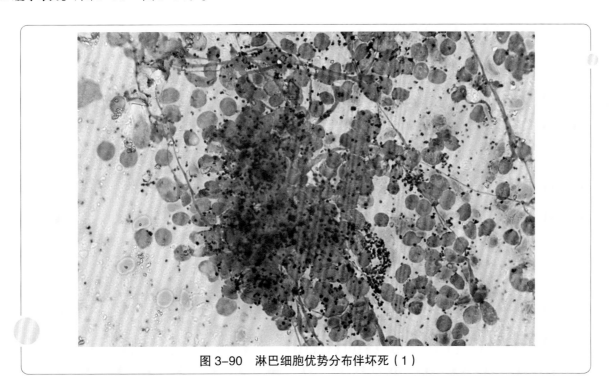

图 3-90　淋巴细胞优势分布伴坏死（1）

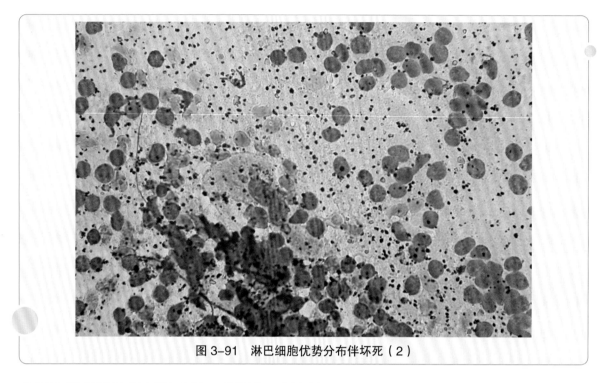

图 3-91 淋巴细胞优势分布伴坏死（2）

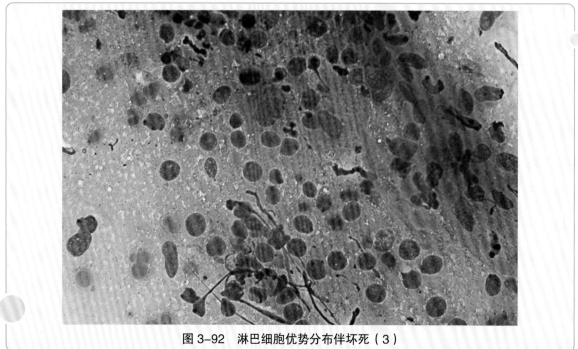

图 3-92 淋巴细胞优势分布伴坏死（3）

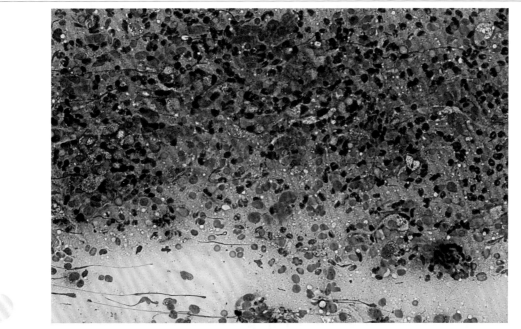

图 3-93 淋巴细胞优势分布伴坏死（400×）（4）

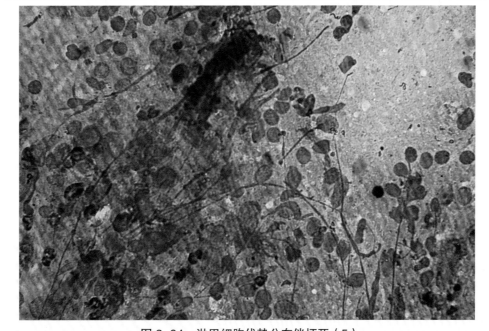

图 3-94 淋巴细胞优势分布伴坏死（5）

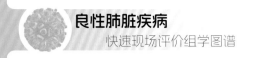
第十九节　浆液内着色

　　堪萨斯分枝杆菌等非结核分枝杆菌，其病原较为粗大，轻度嗜酸，半透明折光。这类病原在胞质内或浆液较为丰富的背景中，被染成棕红色。而在缺乏浆液背景中，基本不着色，几乎完全透明折光。这一现象称为浆液内着色（图 3-95 ～图 3-99）。

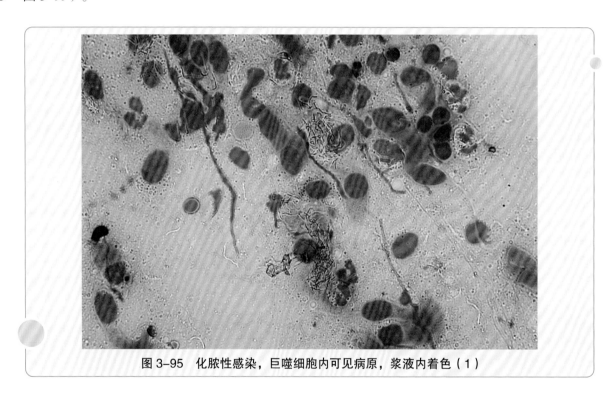

图 3-95　化脓性感染，巨噬细胞内可见病原，浆液内着色（1）

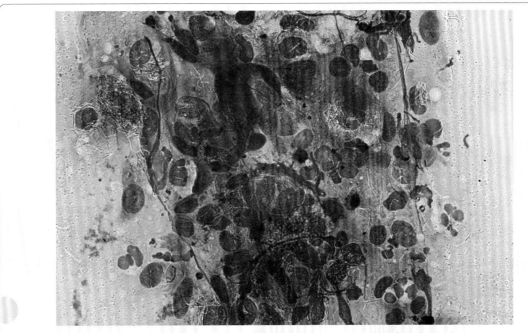

图 3-96 化脓性感染，巨噬细胞内可见病原，浆液内着色（2）

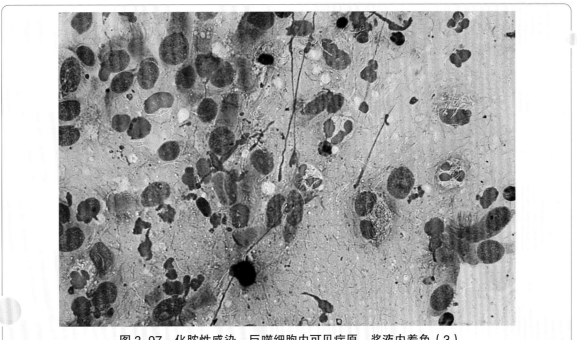

图 3-97 化脓性感染，巨噬细胞内可见病原，浆液内着色（3）

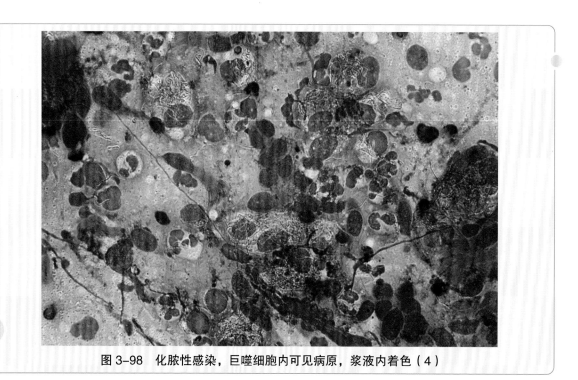

图 3-98 化脓性感染，巨噬细胞内可见病原，浆液内着色（4）

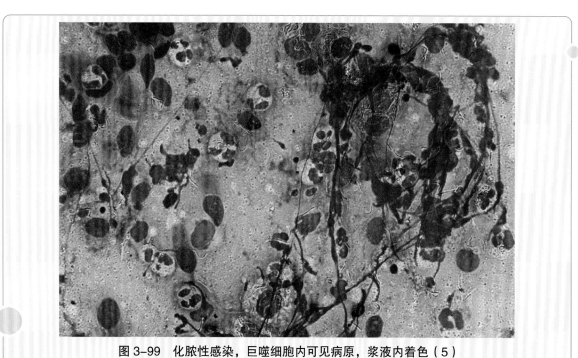

图 3-99 化脓性感染，巨噬细胞内可见病原，浆液内着色（5）

第二十节　菌体黏液层

位于菌体周围的嗜酸性黏液，可能和细菌耐药或生物被膜相关（图 3-100 ~ 图 3-105）。

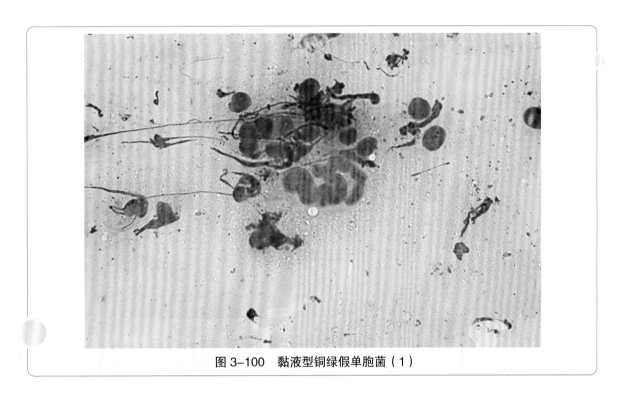

图 3-100　黏液型铜绿假单胞菌（1）

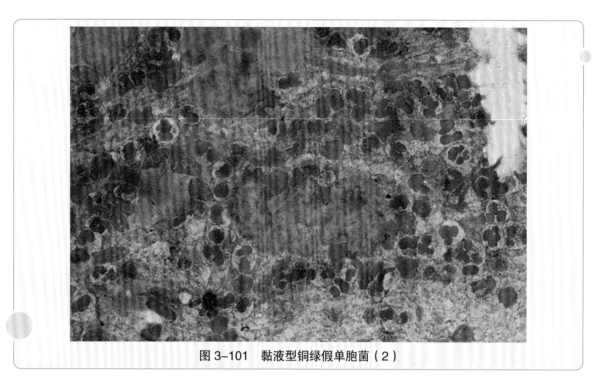

图 3-101 黏液型铜绿假单胞菌（2）

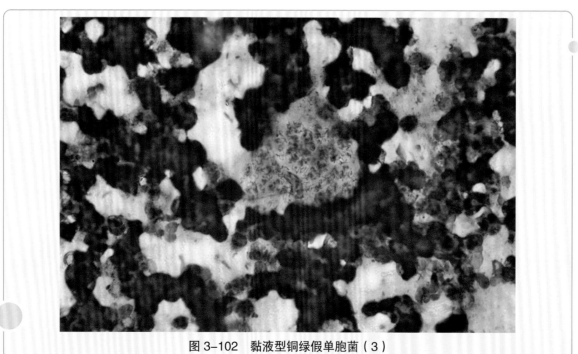

图 3-102 黏液型铜绿假单胞菌（3）

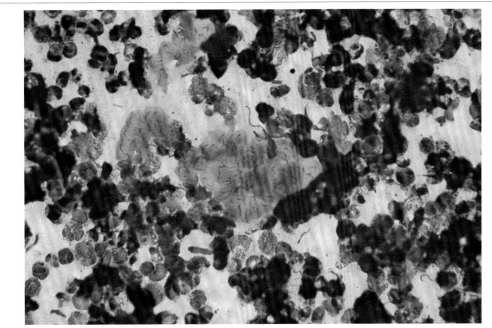

图 3-103　黏液型铜绿假单胞菌（4）

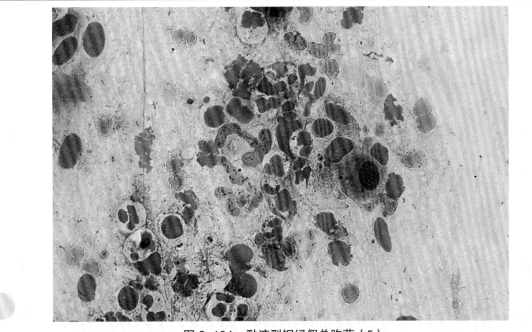

图 3-104　黏液型铜绿假单胞菌（5）

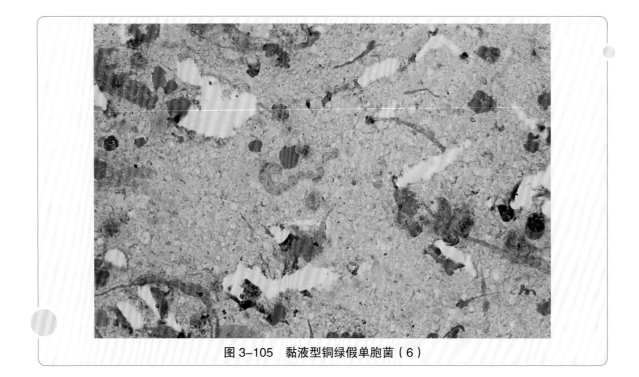

图 3-105 黏液型铜绿假单胞菌（6）

第二十一节　菌丝与孢子发育不良

菌丝残碎，直径小；孢子外形不规整，直径小（图 3-106 ~ 图 3-110）。

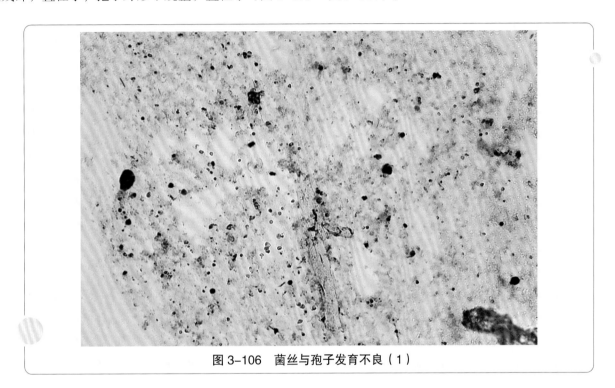

图 3-106　菌丝与孢子发育不良（1）

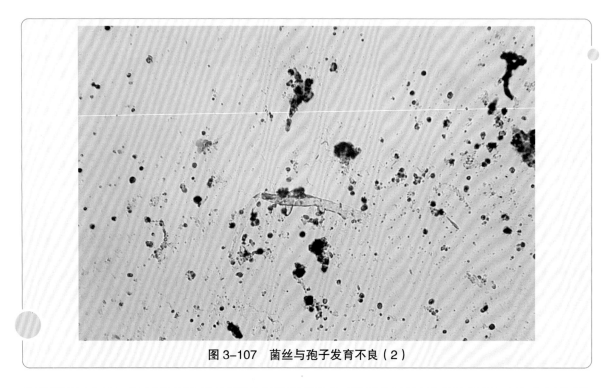

图 3-107　菌丝与孢子发育不良（2）

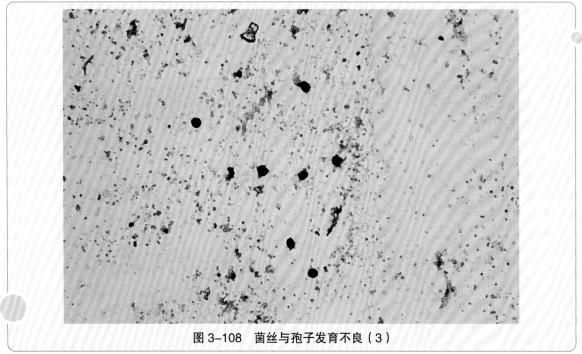

图 3-108　菌丝与孢子发育不良（3）

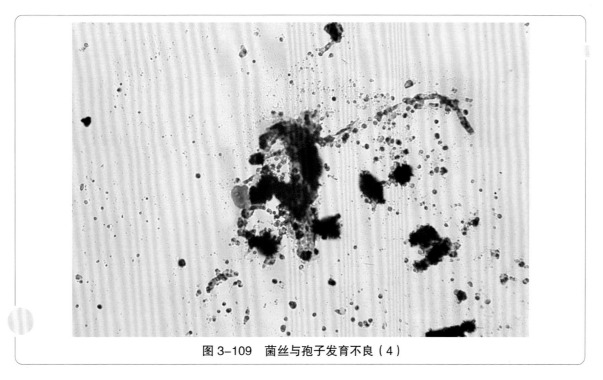

图 3-109 菌丝与孢子发育不良（4）

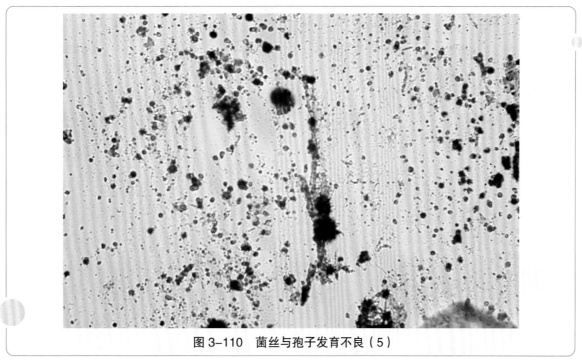

图 3-110 菌丝与孢子发育不良（5）